슬기로운 약국생활

슬기로운 약국생활

2020년 6월 24일 초판 발행
2026년 1월 16일 6판 발행

지 은 이 | 임현수
발 행 인 | 오연관
발 행 처 | 삼일피더블유씨솔루션
등록번호 | 1995. 6. 26. 제3-633호
주 소 | 서울특별시 용산구 한강대로 273 용산빌딩 4층
전 화 | 02)3489-3100
팩 스 | 02)3489-3141
가 격 | 20,000원

ISBN 979-11-6784-464-4 93320

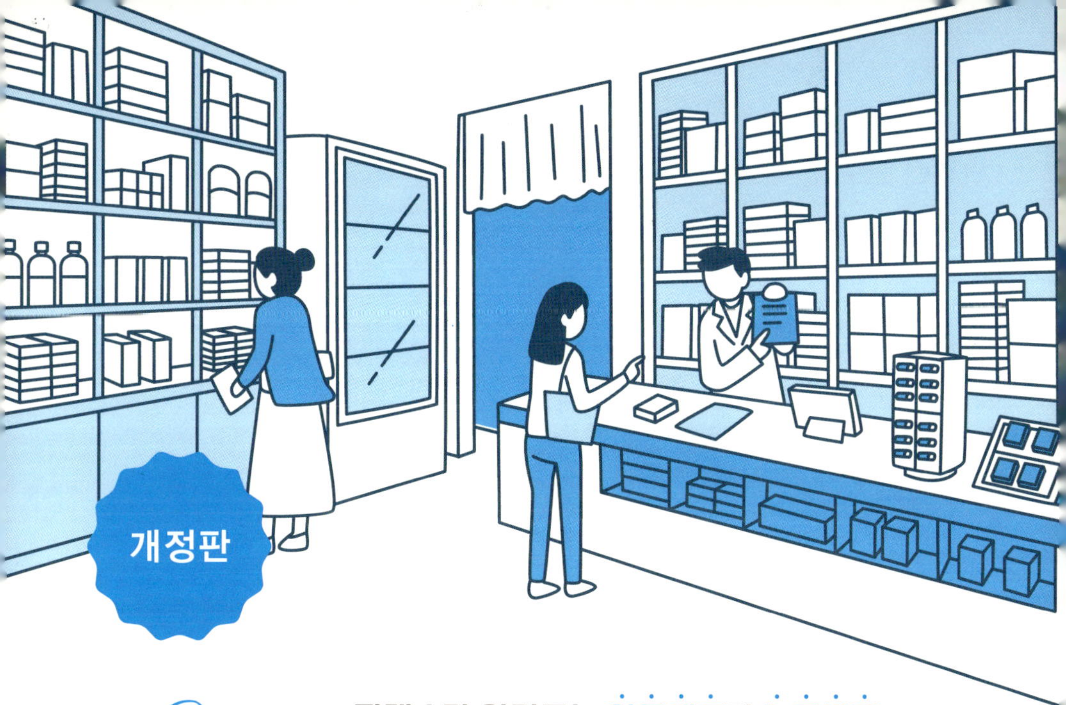

개정판

PharmTax+ 팜택스가 알려주는 약국세무와 노무비밀

슬기로운 약국생활

공인회계사 임현수 저

SAMIL | 삼일인포마인

Preface

책을 내는 일은 관련 주제에 대해 내가 아는 모든 것을 다 드러내는 것과 같아 참으로 당황스럽고 부끄럽기도 한 일임을 알게 되었습니다.

특히 세무분야는 전문가들도 많고 관련 서적도 충분히 많습니다. 하지만 20여 년 넘게 약국 세무분야를 선택하고 집중했던 경험을 토대로 출판에 대한 용기를 낼 수 있었습니다.

'사업은 결국 세금과의 싸움'이라거나 '이제는 세테크 시대'라는 상용구를 굳이 거론하지 않더라도 현재의 내외 경영환경은 지속적인 세금 부담 증가에 대한 수많은 논쟁을 제기하게 될 것이라 쉽게 예상할 수 있게 합니다.

세테크가 어려운 이유는 세법 자체의 까다로움, 엄청난 경우의 수를 반영해야 하는 정보의 방대함, 다양한 경제 변수에 따른 잦은 법 개정 등 한두 가지가 아니며, 더욱이 국민 보건과 약국 경영을 책임지고 있는 약국장들께는 이 문제가 아주 까다롭고 번거로운 난제 중 하나임은 분명합니다.

그렇다고 단기간 뾰족한 대안을 찾아 단번에 정리할 수 있는 성질의 일도 아닙니다. 경영활동을 지속하는 한 끝까지 관심을 갖고 학습과 적용을 되풀이하면서 더 나은 방안을 도모해야 하는 과제입니다. 어찌 보면 약국에서 세무문제는 피하고 싶어도 피할 수 없는 경영과제라 할 수 있습니다.

이에 필자는 세금에 관한 기본 원리와 실제 약국 경영 현장에서 많이 부딪히게 되는 세금 문제들을 망라하고 최적의 절세 방안을 스스로 터득해 갈 수 있는 길라잡이가 되도록 다음과 같이 편집 방향을 잡았습니다.

첫째, 개국을 염두에 두고 있거나 현재 본격적인 개국 준비에 들어간 분들이 반드시 확인해야 할 개국과정에 발생하는 세금 문제부터 개국 이후 신고해야 하는 수입금액 내용과 갖추어야 할 지출증빙 등에 대하여 비교적 상세하게 설명하려고 노력하였습니다.

둘째, 약국 경영 현장에서 약국장님들은 수년 동안 또는 수십 년 동안 몸으로 세법을 익힌 분들이기 때문에 세법 이론이 아닌 가급적 약국현장에서 접하는 일상적인 세무 문제들에 대하여 설명하려고 노력하였습니다.

셋째, 최근에는 많은 금액의 권리금을 주고서 약국을 개국하는 경우가 많아 권리금 비용처리에 대하여 관심이 많은 것이 사실입니다. 따라서 권리금을 받은 사람과 준 사람의 입장에서 세무적인 문제를 짚어보았습니다.

이 책이 개국과 약국 경영의 현장에서 미약하나마 도움이 될 수 있기를 바라며, 본 서가 세상에 빛을 볼 수 있도록 약국세무에 대해서 함께 고민하고 진지한 논의를 해주었던 이수진 세무사, 전병옥 노무사, 조완식 팀장, 박경옥 팀장님 비롯한 팜택스 직원 모두에게 감사의 뜻을 전합니다.

여의도 한강 변에서

임현수 공인회계사 씀

Contents

PART 1 약국의 개국

PART 2 약국의 직원관리

PART 3 약국의 부가가치세 신고

PART 4 약국의 종합소득세 신고

PART 5 약국의 폐업

PART 6 권리금

PART 7 약국의 세무조사

PART

1

약국의 개국

01

약국의 개국과 사업자등록증

약국을 개국 예정인 예비 약국장의 경우, 약국 개국을 앞두고 준비해야 할 일들이 많다. 약국 건물계약과 인테리어부터 약국 개국자금을 차입하는 경우 차입절차와 기존약국을 인수하는 경우 인수금액이나 기존약국의 자산부채 및 직원인계, 제약회사나 도매상의 거래처 선정, 조제용 소모품 등 준비, 약국 청구프로그램 및 카드단말기 선정 등 준비해야 할 일이 열거할 수 없을 정도로 많다. 그중에서도 최우선으로 해야 할 일이 법적으로 약국 개국절차를 밟는 것이라 할 수 있다. 즉, 사업자등록증을 최우선으로 발급받아야 한다.

사업자등록이란, 납세자의 현황을 파악하고 조세채권을 확보하기 위해 사업과 관련된 내용을 세무관서의 대장에 등재 및 수록하는 것을 말한다.

사업자는 사업장마다 사업개시일로부터 20일 이내에 사업을 영위하고자 하는 사업장 관할 세무서장에게 등록하여야 하고, 신규사업자는 사업개시일 전이라도 등재할 수 있다.

사업장이란, 사업자나 그 사용인이 상시 주재하여 거래의 전부 또는 일부를 행하는 장소로 사업을 위하여 판매 또는 생산시설을 갖춘 곳을 말한다.

즉, 판매시설 또는 공장을 임차한 경우 임대차계약서상의 임차장소가 사업장이 되는 것이며, 자가 소유의 경우 사업을 하고자 하는 장소가 사업장이 되는 것이다.

사업자등록증을 사업장 관할 세무서장에게 신청한 경우, 신청을 받은 세무서장은 신청일로부터 2일 이내에 사업자등록증을 발급하여야 한다.

다만, 국세청장이 필요하다고 인정하는 경우 발급기한을 5일 이내에서 연장할 수 있다.

하지만 약국의 사업자등록증 신청을 할 때에는 여러 가지 고려요소들이 있는데, 이 과정을 개략적으로 살펴보면 다음과 같다.

약국사업은 허가사업

우선, 약국은 일반인 누구나 개국을 할 수 있는 것이 아니라 약사자격증을 가진 사람만이 약국을 개설할 수 있다. 즉, 법적으로 허가된 사업 또는 허가를 받아야 하는 사업이라고 할 수 있다.

일반적으로 꽃집이나 옷가게를 개업하는 개인사업자의 경우, 특별한 절차 없이 세무서를 방문하여 개업신고를 하고서 사업자등록증을 당일 날 바로 받고 그 즉시 사업개시를 할 수 있다.

법적으로 약국을 개국하는 경우 약국사업 개시일로부터 20일 이내에 사업을 영위하고자 하는 사업장 담당 세무서에 등록하여야 한다. 하지만, 약국은 허가사업에 속하기 때문에 다소 복잡한 절차를 거치게 된다. 약국의 경우 사업개시를 하는 시점에서 사업자등록증을 신청하는 경우 큰 낭패를 볼 수 있다.

약국을 개국하기 위해서는 우선 담당보건소에 들러서 약국개설허가증을 발급받아야 하며, 이러한 개설허가증을 세무서에 제출해야만 사업자등록증을 발급받을 수 있다. 앞에서 언급한 바와 같이 약국은 허가사업이기 때문에 약국 개설 자격이 있는 사람이 개설하는지를 확인하는 데 필요한 절차라고 할 수 있다.

따라서 약국을 개국하고자 하는 경우에는 다른 업종과는 달리 사업자등록증을 받기 위해서는 당일 날 바로 발급되는 것이 아니라, 일주일 내외의 기간이 소요될 수도 있음에 유의하여야 한다. 따라서 이러한 기간을 예상하지 못한다면 약국을 개국하고서도 판매나 약국영업을 할 수 없는 경우가 발생할 수 있다.

카드단말기는 설치 시까지 일정한 소요기간이 필요하다

약국을 영업함에 있어서 카드단말기 설치는 필수적으로 요구된다. 그런데 카드단말기는 일반적으로 설치신청에서부터 실제 설치될 때까지 약 일주일 정도가 소요될 수 있다.

그런데, 문제는 카드단말기를 신청하기 위해서는 사업자등록증을 첨부하여야 한다는 것이다. 사업자등록증을 신청하기 위해서는 앞에서 언급했듯이 보건소의 약국개설허가증이 있어야 한다.

최근에는 신규 개설보다 기존약국을 인수하는 경우가 훨씬 많은데, 이 경우 기존약국이 폐업되어야만 보건소에서 약국개설허가증을 발급해 주고 있다.

약국개설허가증을 받고 약국 사업자등록증을 받고 다시 카드 신청을 해서 카드단말기를 받고서 영업을 하게 된다면, 원하는 날짜에 개업을 할 수가 없어서 큰 손실을 볼 수 있기 때문이다.

따라서 약국을 실제로 오픈하고자 하는 날짜에 카드단말기가 나올 수 있게 역산해서 먼저 사업자등록을 신청해야 원하는 날짜에 개업할 수 있다. 또한, 사업계획서 등의 작성을 통해 보건소 개설허가증을 받기 이전에 사업자등록증을 발급받는 것도 고려해 볼 수 있다.

대출을 위해 사업자등록증이 먼저 요구될 수도 있다

또한, 최근에는 약국을 개설하는데 많은 자금이 소요되기 때문에 대출에 의존하여 개국하는 경우도 있다. 건물 인수자금 또는 운영자금 등을 대출받음에 있어서 은행마다 다소 대출 조건에 차이가 있다. 따라서 거래하고자 하는 은행이 대출을 실행하면서 대출 시점 이전에 사업자등록증이 필요한지, 필요하다고 한다면 대출과정 중 어떤 시점에 사업자등록증이 필요한지, 또는 대출 시점 이후에 사업자등록증이 필요한지 등에 대해서도 면밀히 점검하여야 한다.

따라서 약국을 개설하는 경우, 다음의 소요기간을 고려하여 사업자등록증을 신청하여야 한다.

① 카드단말기 설치 소요 예상기간
② 세무서에 사업자등록증 신청 후 사업자등록증 발급 소요기간
③ 대출과정에서의 사업자등록증 필요 시점

약국의 업태는 소매업, 종목은 소매 양약

약국 사업자등록을 할 때 업태는 소매업으로 하며, 종목은 **소매 양약(업종코드 523111)**으로 하여야 한다. 또한, 대부분의 약국에서 당뇨소모성 재료를 취급하고 있으므로 당뇨소모성 재료에 대한 보조금을 받기 위해서는 **의료용기구소매업(업종코드 523120)**을 추가하여야 나중에 사업자등록증을 정정해야 하는 번거로움을 덜 수 있다.

약국장이 부동산임대사업을 하는 경우 부동산임대업의 사업자등록증

많은 약사가 약국을 운영하면서 간단한 상가에서부터 빌딩임대까지 다양한 형태의 부동산임대사업을 하고 있다. 이럴 때 이미 약국사업자등록증이 있으므로 약국 사업자등록증에 부동산임대업을 추가하면 되지 않겠느냐는 생각을 가질 수 있다.

하지만 세법상 사업자등록 신청은 각각의 사업장마다 신청하게 되어있다. 따라서 약국사업장의 주소와 부동산임대사업장의 주소가 같다면, 약국 사업자등록증에 종목을 추가하여 사용하면 된다. 하지만 부동산임대사업장이 약국과 다른 사업장이라면 별도로 부동산임대사업만을 위한 사업자등록증을 발급받아야 한다. 부동산임대사업장이 여러 개이면 각각의 주소지에 해당하는 사업자등록증을 발급받아야 한다.

한편, 약국은 간이과세 배제 업종으로 되어 있으므로 약국사업장은 간이과세자로 사업자등록을 낼 수 없고, 반드시 '일반과세사업자'로 사업자등록을 내야 한다. 따라서 약국이 일반과세사업자이기 때문에 아주 작은 규모의 부동산임대사업을 하는 경우에도 반드시 일반과세자로 사업자등록을 하여야 한다. 부동산임대업이 간이과세자로 되어있었더라도 이를 정정 신고하여 일반과세자로 바꿔야 한다.

세법에서는 어느 하나의 사업자등록이 일반과세자이면, 다른 사업자등록도 일반과세자로 사업자등록이 되어야 한다.

약국의 사업자등록 절차와 신청 서류

현재 거주하고 있는 지역이 아닌 다른 지역에서 약국을 개설하고자 할 때도 현재 거주하고 있는 지역 담당 세무서에서 사업자등록증을 신청할 수 있으며, 인터넷으로 사업자등록증을 신청할 수도 있다. 물론 이 경우에는 좀 더 여유를 가지고 신청을 하는 것이 좋다.

사업자등록증을 발급받는 데 필요한 서류는 보건소의 약국개설허가증사본, 임대차계약서 원본 및 사본, 약국장의 신분증, 사업자등록증 신청서를 제출하면 사업자등록증을 발급받을 수 있다.

〈약국 개설 절차 과정〉

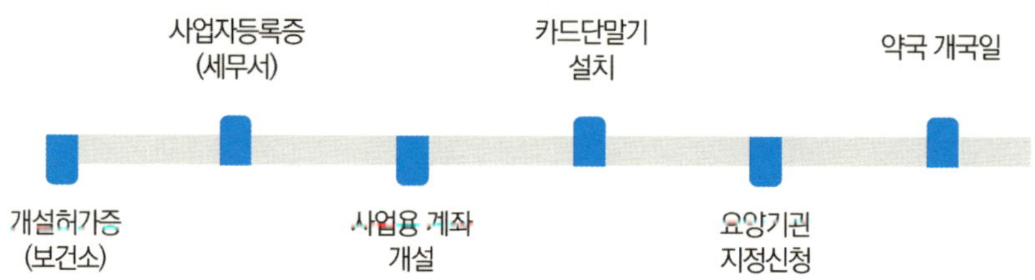

02

사업자 등록과 확정일자 등록

상가임대차보호법은 상가 임차인의 권리를 보호하기 위해 임대료 인상 제한, 계약갱신요구권 등 다양한 규정을 포함하고 있다. 상가임대차보호법은 일정 보증금 이하의 영세상인들을 보호해 주기 위한 법이기 때문에 얼마의 보증금에 계약했는지가 중요하다.

이때 일정 보증금을 환산보증금이라고 할 수 있다. 월세도 보증금으로 환산한 금액(환산보증금=월세×100)을 말한다. 상가임대차보호법은 이때의 환산보증금을 지역별로 구분하여 보호하고 있다.

① 서울: 보증금 9억 원 이하
② 과밀 억제권역(수도권): 6억 9천만 원 이하
③ 광역시 및 기타 일부 시 지역: 보증금 5억 4천만 원 이하
④ 그 밖의 지역: 3억 7천만 원 이하를 말한다.

우선변제권

임대차 계약하고 사업자 등록을 하게 되면 건물주나 제삼자에 대하여 임차인으로서의 대항력이 발생한다. 여기에 더 나아가 사업자등록증을 낼 때 확정일자를 받아 둔다면 '우선변제권'이 발생하게 된다. 확정일자는 관할 세무서에 직접 방문하여 확인을 받을 수 있다.

한편 위에서 언급한 환산보증금을 초과하는 거액 임차인의 경우 확정일자까지 받아 두더라도 우선변제권 조항의 보호를 받을 수 없다. 따라서 환산보증금을 초과하는 임차인의 경우 전세권 등기나 임차권 설정등기, 보증금에 근저당설정 등을 조처해야지 유사시에 보증금 보호를 받을 수 있다.

소액 임차인을 위한 최우선 변제권

일정한 소액임차의 경우 최우선으로 하여 보증금 중에서 일정 금액을 돌려받을 수 있는 권리를 말한다. 서울 기준 현재 6천5백만 원 이하의 영세상인을 말하고 이 중 2천2백만 원까지 최우선 변제를 받을 수 있다. 지역별로 차이가 있는데 다음과 같다.

① 서울: 6,500만 원 이하면 2,200만 원까지
② 과밀 억제권: 5,500만 원 이하면 1,900만 원까지
③ 광역시와 경기도 일부: 3,800만 원 이하면 1,300만 원까지
④ 기타 지역: 3,000만 원 이하면 1,000만 원까지

이러한 최우선 변제권은 확정일자를 받지 않아도 대항력만 있으면 가능하다.

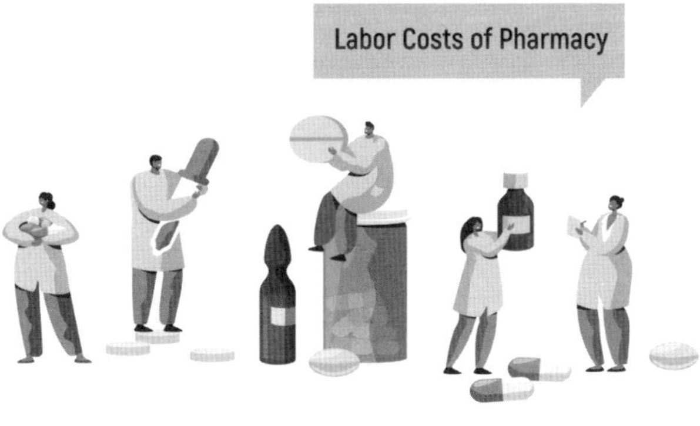

03

계약갱신권과 월 임대료 인상

일반적인 임대차 기간

계약이 만료되면 상가임대차보호법은 계약을 갱신할 수 있도록 임대차 기간을 일정 기간 보장을 해주고 있다. 그 기간은 10년을 보장하고 있다. 따라서 반드시 임대차 기간이 끝나기 선 1개월 전까시 내용증명이나 문자나 SNS 아니면 녹취 등을 통해서 계약갱신을 통지해야 한다. 임차인이 1개월 전까지 통지하지 못하면 건물주는 계약갱신을 거절할 수 있어서 매우 중요하다 할 수 있다.

계약 거절 사유

① 3기 차임액 연체

② 거짓 부정한 방법으로 임차

③ 합의하여 보상을 제공한 경우

④ 임대인 동의가 없이 전대

⑤ 임차인이 건물을 고의 또는 중과실로 파손

⑥ 건물이 멸실이 되어 못쓰게 되는 경우

⑦ 철거나 재건축의 경우 - 계약 전 사전통지, 안전사고 우려, 법에 따른 철거나 재건축

이 중 가장 조심해야 하는 것이 3기 차임 연체라고 할 수 있다. 3기 차임 연체란 연체한 차임의 합계가 3개월분에 달할 때를 말하여, 연속으로 3기에 차임을 지급하지 못한 그것뿐만 아니라 임대차 기간 동안 띄엄띄엄 지급하지 못하여 연체된 차임 합계가 3개월에 이른 경우에도 3기 차임 연체에 해당한다. 현재 상태에 연체가 없더라도 과거에 3기 차임 연체액이 있었던 경우에는 그 못 낸 금액을 다 지급해도 갱신 거절이 가능하다. 다만, 이 경우에는 계약 해지는 할 수 없고 계약갱신 거절만 가능하다. 즉, 미납한 차임의 누적액이 3기에 달하게 된 경우 임차인은 큰 불이익을 당하게 되므로 주의해야 한다.

묵시적 계약갱신

임차인과 임대인이 계약갱신의 통보 없을 경우 그 기간이 만료되면 자동으로 갱신되는 것을 말한다. 그 경우 임대차 기간은 1년으로 한다. 다만, 세입자는 언제든지 계약해지통보가 가능하다. 이러한 묵시적 갱신조항은 앞에서 언급한 환산보증금 이내의 상가에만 적용된다.

환산보증금 초과 상가인 거액 임차인도 묵시적 계약갱신은 인정되지만, 이는 임대차보호법이 아닌 민법 제639조에 따른 묵시적 계약갱신이 인정되는데 기간이 없는 계약갱신으로 보아 건물주나 세입자 모두 해지 통고가 가능하다. 즉 임대인은 해지 통고 후 6개월이 지나고 나서 임차인은 해지 통고 후 1개월이 지나면 계약이 종료된다.

따라서 환산보증금 초과 상가일 때 임대차 만료 1개월 전 통보가 매우 중요하다 할 수 있다.

임대료 인상률

계약갱신 때 5% 한도로 보증과 임대료를 인상할 수 있다. 하지만 최대 인상 한도의 기준은 1년 아니라 1회이다. 따라서 임대차 계약을 2년으로 했다면 2년에 한 번, 5년으로 했다면 5년에 한 번 최대 5%까지 인상할 수 있다는 뜻이다. 한편, 위에서 언급한 환산보증금을 초과하는 상가는 인상 폭에 제한이 없다.

임대인은 임대료와 보증금의 인상을 청구할 수 있는 권리가 있지만, 임차인에게도 증액 요구를 거절할 수 있는 권리가 있고 계약갱신요구권을 가지고 있는 임차인이라면 임대인의 인상 요구를 받아들이지 않고도 계약을 연장할 수 있다.

위의 내용을 정리하면 다음과 같다.

	환산보증금 이내 약국	환산보증금 초과 약국
확정일자로 인한 우선변제권	보장	보장 안 됨
10년 임차 기간 보장	보장	보장
묵시적 계약갱신	보장	6개월 지나면 계약종료
임차료 5% 인상 제한	제한	제한 없음
권리금보호	보호	보호

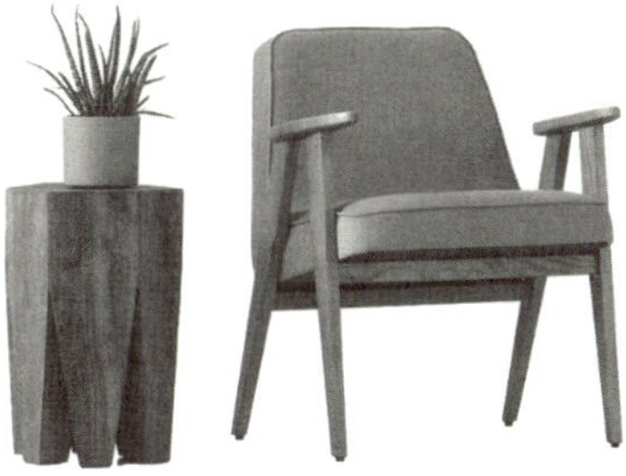

04

약국을 인수하는 방법

약국은 사업장의 양수도가 빈번하게 발생하는 업종에 해당한다. 최근에는 신규약국을 개설하기보다는 기존약국을 인수하는 경향이 좀 더 강해지는 것 같다. 신규약국을 개설하는 경우 기대할 수 있는 처방 건수가 막연하고 신규 투자금액이 적지 않기 때문에 검증이 되어 있는 기존약국을 인수하는 것이 위험성이 적기 때문인 듯하다. 또한, 개정 약사법에서 약국 개설자의 지위 승계에 관한 규정을 신설하기도 하였다. 세무적인 관점에서 세금계산서의 수취, 부가가치세의 납부 등을 피하고자 일반적으로 포괄양수도 계약을 하는 경우가 많이 발생한다.

기존약국을 인수하는 방법은 개별 자산 인수도 방식과 포괄양수도 방식의 두 가지로 나눈다.

개별 자산 인수도 방식

수익이 발생하는 건물이나 사업의 매매 시에 부가가치세법상 부가가치세가 발생하는 것을 원칙으로 삼고 있다. 즉, 재화나 용역의 제공이 발생하면 부가가치세가 발생하게 된다는 것이다. 따라서 기존약국을 인수한다는 말을 달리 하면, 기존약국의 자산·부채를 인수하는 것이라고 할 수 있다.

자산·부채를 인수하는 경우(=거래가 발생하는 경우)에는 부가가치세법에 따라 세금계산서를 주고받아야 한다. 따라서 부가가치세법상 재화의 공급에 해당하여 세금계산서 교부를 받아야 한다. 마치 제약회사에서 약품을 구매하는 경우에 세금계산서를 주고받아야 하듯이, 약국을 인수하는 경우에는 약국을 인도하는 약사와 인수하는 약사와의 사이에서 세금계산서를 주고받아야 한다. 제약회사 거래 등에서만 세금계산서를 발급하는 것이 아니라 약국을 인수할 때도 기본적으로 상호 간에 세금계산서를 주고받아야 한다.

포괄양수도에 의한 방식

약국을 포괄양수하는 경우에는 약국 사업자가 약국사업에 관한 모든 권리와 의무를 다른 약국 사업자에게 포괄적으로 승계시키는 것으로서, 재화의 공급으로 보지 않기 때문에 세금계산서 교부를 하지 않는다.

약국을 인수하는 경우, 대부분의 약사가 세금계산서를 발행하지 않아도 되는 장점 때문에 포괄양수도를 선호하고 있다.

하지만 포괄양수도를 할 때는 포괄양수도의 요건에 부합되어야 한다. 포괄양수도 요건에 해당하지 않음에도 포괄양수도로 양수하는 경우에는 오히려 불이익을 받을 수 있기 때문이다.

부가가치세법상 재화의 공급으로 보지 않는 사업의 포괄양도는 사업장별로 그 사업에 관한 권리와 의무를 포괄적으로 승계시키는 양도를 말한다.

여기서 말하는 권리와 의무란 약국의 자산과 부채를 말하는데, 약국 사업에 관한 인적설비나 물적설비 등 모두를 승계시키되 일부의 미수금이나 미지급금, 그리고 해당 사업과 직접 관련이 없는 토지, 건물 등은 제외해도 사업의 포괄양도로 보고 있다.

하지만 일부 채권, 채무와 사업과 관련이 없는 부동산은 제외하여도 포괄양수도가 되지만, 임대로 약국을 운영하는 것이 아닌 경우에는 사업용 부동산(약국 건물)이나 기계장치 등을 제외할 경우 포괄양도로 보지 않고 있다.

포괄양도양수는 사업장별 그 사업에 관하여 모든 권리의무를 포괄적으로 승계시키는 것으로 그 사업에 인적설비(종업원), 물적설비(시설장치, 기계장치), 사업 관련 자산 일체를 승계하는 것이 원칙이며, 종업원 같은 경우에는 전부를 승계하는 것이 아니고 사업을 위한 최소한의 핵심 인력은 반드시 승계하여야 한다.

즉, **약국을 그대로 인수하면서 약국장만 바뀌는 형태**를 포괄양수도라 할 수 있다.

포괄양수도로 거래하는 경우에는 반드시 포괄양수도임을 명시하여야 한다. 포괄양수도 계약서가 작성되는 경우에는 양수·양도하는 자산과 부채의 목록이 계약서에 첨부되는 것이 좋다.

특히 약국의 경우 재고 의약품을 양수하는 경우 해당 품목에 대한 목록을 보유하지 않거나 입증되지 않으면, 인수한 약국에서 재고자산의 매입으로 신고할 수 있는 근거가 없으므로 추후 재고자산의 부족 때문에 세무 문제로 많은 어려움을 겪을 수 있다.

간혹 약국을 인수할 때 의약품에 대한 세금계산서 없이도 매입으로 인정받을 수 있느냐에 대하여 의구심을 표시하는 약사가 많다. 하지만 앞에서도 언급했듯이 약국을 포괄양수할 때는 세금계산서를 발급해서는 안 되기 때문에 **포괄양수도 계약서만으로도 매입을 인정받을 수 있다**.

포괄양수도 계약에 의한 양수도의 경우 유의할 점

포괄양수도에 의해 약국을 인수하는 경우에는, 다음에 유의하여야 한다.

1. 약국을 인수하는 경우에만 포괄양수도로 인정

포괄양수도에 의한 인수는 사업의 종류가 같아야 한다. 따라서 약국을 인수하는 경우에 포괄양수도가 성립되는 것이지, 음식점업을 포괄양수하여 약국을 개국하는 경우에는 사업의 종류가 다르기 때문에 포괄양수도에 해당하지 않는다. 물론 음식점업을 포괄양수한 후에 다시 업종을 변경한 경우에는 포괄양수도가 가능하다 할 수 있지만, 직접 기존 음식점에서 약국으로의 포괄양수도가 인정되지는 않는 것이다.

2. 양도하는 약국이 폐업신고한 후 포괄양수도 계약은 인정되지 않는다

양도하는 약국이 폐업을 하는 경우에는 더 이상 사업자에 해당하지 않으므로, 부가가치세 납부대상에 해당되지 않기 때문에 포괄양수도 계약이 인정되지 않는 것이다.

3. 약사(=건물주)가 운영하는 약국을 인수하는 경우 포괄양수도로 인정되지 않는다

기존약국을 건물주인 약사가 운영을 하면서 약국을 임차하는 경우에는 포괄양수도가 인정되지 않는다. 포괄양수도는 사업의 일체에 관한 내용을 양도하는 것인데, 만약 약국 경영에 있어서 핵심적인 건물을 양도양수하지 않는다면 포괄양수도로 인정받지 못한다.

단지, 약국을 운영하지 않는 건물주면서 약사인 경우에는 관계없다. 왜냐하면 약국의 포괄양도양수는 건물주인 약사와 계약하는 것이 아니라 임차한 또다른 약사와 계약을 하기 때문이다.

4. 약국 영업으로 인한 채무의 인수 가능성

포괄양수도에 의한 인수는 영업과정에서 발생한 자산·부채(일부 채권·채무 제외 가능)를 인수하는 것을 말하는 것이다. 따라서 매도자가 상환하지 못한 부채를 상환해야 하는 경우가 발생할 수 있음에 유의하여야 한다.

5. 부당해고의 문제 발생 가능성

인수하는 과정에서 직원을 인수하지 않기로 계약을 한다 하더라도 포괄양수도 계약이 성립되는 경우에는 부당해고의 문제가 발생할 수 있음에 유의하여야 한다.

즉, 자발적 퇴사가 아닌 경우에는 부당해고의 문제가 발생하여 고스란히 인수하는 약사가 책임을 져야 한다는 것이다. 따라서 이런 문제가 발생하지 않게 하기 위해서는 퇴사하는 직원의 '사직서'를 반드시 받아 두어야 한다.

6. 포괄양수도 계약 시 약값 결제

포괄양수도 계약서를 작성하여 약국을 양도양수하는 경우에는 남아있은 의약품 재고금액을 정산하는 부분에 있어서 전문약과 일반약의 약값을 계산하여 정산하는 과정에 유의하여야 한다. 전문약과 일반약에 대하여 구입 시 부과된 부가가치세의 처리과정이 차이가 발생하기 때문이다.

전문약의 경우 부가가치세를 포함한 금액으로 약값을 계산하여 정산하여야 하고, 일반약의 경우 부가가치세를 제외한 금액으로 산정된 약값을 상호 간에 정산하여야 한다.

왜냐하면 전문약의 경우 구입 시 부가가치세를 부담하였고, 부담한 부가가치세를 환급받지 못했기 때문에 약값에 부가가치세가 그대로 녹아 있기 때문이다.

일반약의 경우에는 구입할 때 지불한 부가가치세를 환급받았고, 포괄계약서에 의하여 일반약 재고를 양도 시에는 부가가치세를 추가로 납부하지 않기 때문이다.

구분	구입 시	포괄양도에 의한 양도	계약 시 유의 사항
전문약	부가가치세 부담 - 환급 ×	부가가치세 납부 없음.	환급받지 못한 부가가치세는 약값에 포함하여 받아야 함.
일반약	부가가치세 부담 - 환급 ○	부가가치세 납부 없음.	부가가치세 제외한 금액 결제

05

약국의 포괄양수도 계약

앞에서도 언급했듯이 포괄양수도 계약은 부가가치세법상 재화의 공급으로 보지 않는 사업의 양도에 속한다. 따라서 세금계산서 발급 대상이 아니며, 부가가치세를 거래징수해서는 안 된다. 약국의 양도양수 계약에서 일반적으로 적용하고 있는 방식이긴 하지만 사실상 포괄양수도가 성립되기 위해서는 여러 가지 요건이 필요하다. 이러한 요건에 대하여 좀 더 자세히 살펴보기로 한다.

포괄양수도 조건

① 포괄양도 양수는 사업장별로 그 사업에 관하여 모든 권리, 의무를 포괄적으로 승계시키는 것으로, 사업승계 단위는 사업장별로 그 사업에 대한 모든 권리와 의무를 포괄적으로 승계하는 것을 말한다. 약국장이 약국도 운영하고 동시에 부동산임대업을 하는 경우에 사업장

단위별로 포괄양도 양수를 하는 것이기 때문에 약국 사업장만을 별도로 포괄양도 양수할 수 있는 것이다.

② 약국 사업에 인적 설비인 종업원과 물적 설비인 기계장치 등 사업 관련 자산의 일체를 승계하는 것이 원칙이며, 종업원 같은 경우 전부를 승계하는 것이 아니고 사업을 위한 최소한의 핵심 인원은 승계를 반드시 하여야 하는 것이다.

즉, 개인사업의 경우에는 사업의 동질성을 유지하면서 경영 주체만을 교체시킬 때는 종전의 종업원을 모두 그대로 인수인계되지 아니하였다고 하여도 사업양도로 인정(대법 91누13014)하고 있다. 다만, 핵심 인력을 반드시 승계하여야 하는지에 대하여는 핵심 인력에 관한 판단 등에 있어서 각각의 사건에 대하여 다소 견해를 달리하고 있다.

개인사업자가 운영하는 소규모 사업장의 특성상 종업원이 승계되지 아니하였다고 하여 포괄양수도가 아니라고 하기에는 어려움(국심 2007구881)이 있다고 보기도 하고 부동산임대입의 양도 시 건물관리인 1인을 승계받지 않아도 사업양도에 해당한다는 예규(부가-71, 2015.4.20.)도 있다.

하지만 약국의 포괄양수도의 기본은 기존의 종업원을 승계하는 것을 원칙으로 하므로 기존직원을 승계하지 않으면 때에 따라서 포괄양수도로 인정받지 않을 수도 있음에 유의하여야 한다.

③ 양수자가 승계받은 약국 사업 외에 새로운 업종의 사업을 추가하거나 사업의 종류를 약국이 아닌 다른 사업의 종류로 변경할 때도 사업의 양도로 보는데, 사업 양수자는 반드시 사업을 양수하는 시점에는 약국 사업장을 영위하여야 한다.

포괄양수도와 대리 납부제도

위에서 본 바와 같이 사업이 포괄양수도에 해당하는지에 관하여는 여러 가지 조건이 충족되어야 한다. 그런데 사실상 이러한 조건이 충족되지 않음에도 불구하고 포괄양수도 계약 방식으로 계약하여 세금계산서를 발행하지 않았으면 여러 가지 불이익이 있으므로 세법에서는 포괄양수도와 관련된 대리 납부제도를 두고 있다.

대리 납부제도란 **세법상 포괄양수도 요건을 충족하면 재화의 공급으로 보지 않지만, 특례규정에 따르면 포괄양도에 해당하거나 해당하는지가 불분명한 경우에 그 사업을 양수받은 자가 그 대가를 지급하는 때에 그 사업을 양도하는 자에게 부가가치세를 주지 않고 관할 세무서장에게 직접 납부하면 포괄양도를 재화의 공급으로 보아 부가가치세를 과세한다는 제도다. 양수자는 대가를 지급하는 날이 속하는 달의 다음 달 25일까지 사업장 관할 세무서장에게 부가가치세를 납부하여야 한다.**

〈사업 양도자의 세무 처리〉

양수자가 대리납부를 하는 경우, 사업의 양도는 재화의 공급으로 간주하므로 양도자는 재화의 공급일(부동산 등을 양도한 경우에는 잔금일)이 속한 다음 달 10일까지 매출 세금계산서를 발행하여야 한다. 양수자가 대리납부 한 세액은 양도자의 기납부세액으로 인정되어 납부세액에서 공제된다.

〈사업 양수자의 세무 처리〉

사업 양수자는 부가가치세를 제외한 대금만 양도자에게 지급하고, 부가가치세는 양도일이 속한 달의 다음 달 25일까지 납부해야 한다. 이때 양수자 대리 납부신고서도 함께 제출해야 한다. 양수자는 대리납부 한 부가가치세가 자신의 사업을 위하여 사용했거나, 사용할 목적으로 부담한 매입세액인 경우, 부가가치세 신고 시 매출세액에서 공제받을 수 있다.

포괄양수도와 계약서 작성

사업의 양도는 사업장별로 사업용자산을 비롯한 인적·물적 시설 및 사업에 관한 모든 권리와 의무를 포괄적으로 승계하여 경영 주체만을 교체시키는 것을 말하는 것으로서, 이 경우 거래 당사자 간 사업양도 양수 계약서를 작성하지 않았거나 폐업 신고 시 폐업 사유에 사업양도라고 표기하지 않았더라도 실질적으로 사업장별로 모든 권리와 의무를 포괄적으로 이전할 때는 사업양도에 해당하는 것이다.(서삼-662, 2006.4.5., 법규 부가 2014-408, 2014.8.2.)

06

사업용 계좌

약국은 복식부기 대상자에 해당

세법에서는 약국을 전문직 사업자로서 분류하여 복식부기 의무자로 본다. 전문직 사업자가 아닌 경우에는 전년도 수입금액에 따라 복식부기 의무 여부가 결정된다.

세법에서 정한 수입금액이 일정 금액 이하이면 간편장부 대상자로 분류하고, 일정 금액 이상인 때에만 복식부기 대상자로 분류한다. 하지만 전문직 사업자의 경우 직전연도 수입금액과 관계없이 복식부기 의무에 해당하기 때문에, 약국은 사업의 개시와 동시에 복식부기 의무자에 해당한다.

복식부기 의무자나 전문직 사업자의 경우에는 사업용 계좌를 세무서에 신고해야 할 의무가 있다.

사업용 계좌란?

국세청은 사업을 함에 있어 발생하는 거래대금과 인건비 및 임차료를 지급하거나 받을 때 가계용과 분리된 별도의 계좌를 담당세무서에 신고하도록 의무화하고 있는데, 이를 사업용 계좌라고 한다.

사업과 관련된 거래대금과 직원급여, 임차료 등 수입과 비용을 개인 용도의 통장과 구분되는 별도 통장으로 관리하게 함으로써 세원관리의 투명성을 높이기 위해 국세청에서는 사업용 계좌를 세무서에 신고하도록 하고 있다.

사업용 계좌 신고기한

사업용 계좌 신고기한은 복식부기 의무가 적용되는 과세기간 개시일로부터 6개월 이내이다. 하지만 전문직 사업자의 경우 사업 시작과 동시에 복식부기 의무가 적용되기 때문에, 사업 시작연도의 다음 해 6개월 이내에 신고하면 된다.

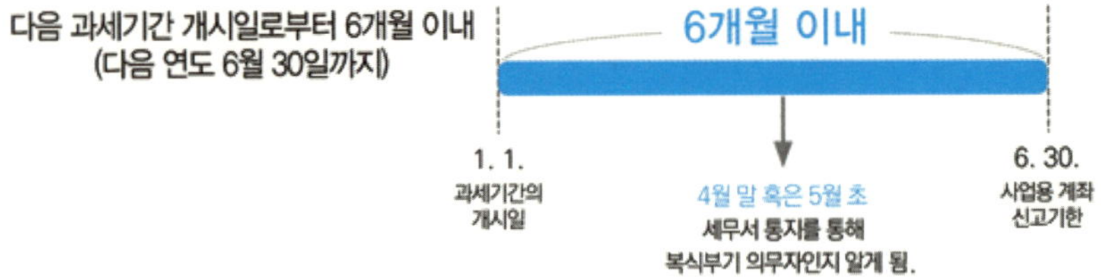

따라서 약국을 개국하는 경우 다음 과세기간 개시일(다음 연도 1월 1일)로부터 6개월 이내에 사업용 계좌를 개설해야 한다. 사업용 계좌를 개설하지 않는 경우 불이익이 많고 다음 연도 6월까지 사업용 계좌를 개설하는 것을 기억하지 못할 수도 있으므로, 가능하면 사업자등록증을 발급받은 즉시 사업용 계좌를 개설하는 것이 좋다.

사업용 계좌를 사용해야 하는 거래의 범위

1. 거래금액을 금융회사 등을 통하여 결제하거나 결제받는 경우

금융기관의 중개 또는 금융기관에 위탁 등을 통한 아래의 방법에 따라 그 대금의 결제가 이루어지는 경우를 포함한다.

① 송금 및 계좌 간 자금 이체
② 수표로 이루어진 거래대금의 지급 및 수취
③ 어음으로 이루어진 거래대금의 지급 및 수취
④ 신용카드, 직불카드, 기명식 선불카드, 직불 전자지급수단, 기명식 선불전자지급수단, 기명식 전자화폐를 통하여 이루어진 거래대금의 지급 및 수취

2. 인건비 및 임차료를 지급하거나 받는 경우

단, 인건비의 경우에 거래상대방이 다음에 해당하여 사업용 계좌를 사용하기 어려운 경우라면 제외된다.

① 금융거래와 관련하여 채무불이행 등의 사유로 종합신용정보 집중기관에 그 사실이 집중관리 및 활용되는 자
② 외국인 불법체류자

이러한 이유로 건강보험공단 청구액이 입금되는 통장이나 카드대금이 결제되는 통장 등도 모두 사업용 계좌를 사용하여야 한다.

사업용 계좌 의무사용 대상 거래	
비용의 지급	인건비, 매입비용, 약품대금 결제, 임차료 지급, 4대 보험의 지급, 사업과 관련된 전력비, 수도, 통신요금, 기타 판매관리비, 카드대금 결제
거래에 대한 수금	공단청구 입금액, 카드 매출대금 입금액
거래대상 아닌 것	조제약 본인부담금 현금 입금액, 일반약 현금 판매액

사업용 계좌의 신고방법

은행에서 사업용 계좌를 발급받으면 통장에 '사업용 계좌'라고 인쇄가 된다. 따라서 통장에 '사업용 계좌'라고 인쇄가 되어있으면 모든 절차가 끝난 것으로 생각할 수 있는데, 그렇지 않다. 이 경우에도 절차가 끝난 것이 아니라 별도로 세무서에서 사업용 계좌신청서를 작성하여 신고하여야 한다. 물론 국세청 홈택스에서 공인인증서를 통하여 등록할 수도 있다.

그리고 사업용 계좌는 1개만 허용된 것이 아니라 다수로 개설할 수 있다. 특히 약국장의 경우 약국을 하면서 동시에 임대사업을 하는 경우가 많으므로, 부동산임대업 사업을 할 때는 임대사업장에 대하여 별도로 사업용 계좌를 신고하여야 한다. 사업용 계좌는 사업장마다 신고하는 것이기 때문이다.

사업용 계좌를 사용하지 않는 경우의 불이익

사업용 계좌를 사용해야 하는 거래내용을 사업용 계좌를 사용하지 않는 경우, 가산세 징수와 중소기업 특별세액감면 배제 등의 불이익을 받게 된다. 가산세 징수도 문제가 되지만 약국의 경우 대부분 납부세액의 10% 내외의 세금감면을 받게 되는데, 이러한 감면을 받을 수 없게 된다는 것이다.

또한, 사업용 계좌를 이용하는 경우 개인적으로 건물을 산다든지 또는 기타 자금을 개인적으로 사용할 수 있느냐는 질문을 많이 받게 되는데, 이것은 얼마든지 가능하다. 이 점이 법인통장과 다른 점이다.

〈사업용 계좌 미신고 시 불이익〉

- 가산세
  - 미사용 가산세: 사용하지 않은 금액의 0.2%
  - 미신고 가산세: MAX(a, b)
    a: 신고하지 않은 기간의 수입금액의 0.2%
    b: 거래대금, 인건비, 임차료 합계액의 0.2%
- 중소기업특별세액 등 감면혜택이 배제됨.

07

기장의무

종합소득세 신고방법

종합소득세를 신고하는 방법에는 두 가지가 있다. 하나는 장부기장에 의한 신고이고, 또 다른 하나는 추계방식에 의한 신고이다. **기장신고란** 기록된 장부에 의한 신고방법이고, **추계신고란** 과세관청으로부터 고시된 업종별 경비율을 토대로 소득금액을 신고하는 방법이다.

기장은 또다시 복식기장과 간편기장으로, 추계신고에 의한 경비율은 또다시 기준경비율과 단순경비율로 나눈다. 이것을 나누는 기준은 기본적으로 사업자의 직전 사업연도 총수입금액 규모이지만, 일정 요건의 사업자는 직전연도 수입금액 규모와 관계없이 복식부기 의무자로 보는 예도 있다.

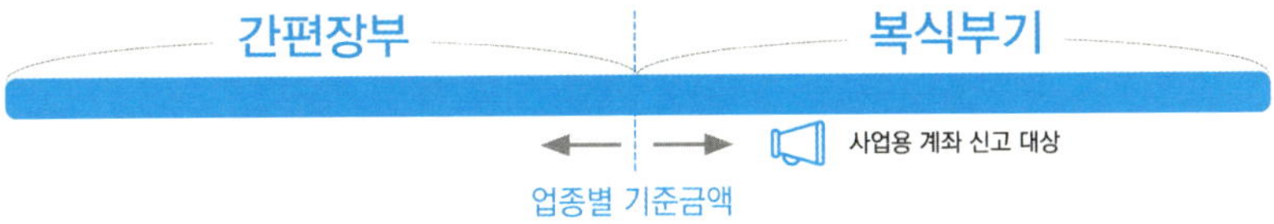

업종	기준금액
농업·임업, 도·소매업, 부동산매매업	3억 원
제조업, 숙박 및 음식점업, 상품중개업	1억 5천만 원
부동산임대업, 전문·과학 기술서비스업, 교육서비스업	7천 5백만 원

복식부기와 기준경비율

복식부기는 사업상 거래를 차·대변을 토대로 발생주의에 따라 기록하여 손익계산서 및 재무상태표 등 재무제표를 작성하여 신고하는 것으로, 현금주의에 의한 간편장부보다는 좀 더 복잡하다. 기준경비율은 단순경비율과 비교하면 상대적으로 적은 수치이지만, 주요경비인 매입비용, 인건비, 임차료가 있다면 별도로 경비로 인정받을 수 있다는 점이 다르다. 총수입금액 규모가 클수록 복식부기 대상자나 기준경비율 대상자가 되는 것에 가까워진다.

약국 사업자는 복식부기 기장의무자

그렇다면 약국 사업자는 어떤 방법으로 종합소득세를 신고할 수 있을까? 안타깝게도 약국 사업자는 전문직 사업자로서 규모와 관계없이 사업개시와 동시에 복식부기 의무자에 해당한다.

납세협력비용, 즉 회계사무실에 지출하는 비용이 부담되더라도 추계 신고방법으로 신고하기보다는 장부 신고방법을 따르는 것이 훨씬 좋다. 복식부기 의무자가 간편장부를 작성하거나 추계신고방법에 따라 종합소득세를 신고하면 상당한 가산세를 부담해야 하기 때문이다. 무기장에 따른 산출세액에 20%에 해당하는 가산세와 총수입금액의 7/10,000에 해당하는 가산세 중 큰 금액을 가산세로 부담하여야 하며, 기준경비율도 일반적으로 고시된 경비율의 1/2 수준만 인정되므로 실제로 복식 기장을 할 수밖에 없다.

약국 사업자가 동시에 부동산임대사업을 하는 경우

약국 사업자가 부동산임대사업도 영위하는 경우에 기장의무는 어떻게 될까?

기장의무의 판단은 거주자 단위로 한다. 즉, 약국을 주된 사업으로 하는 경우 부동산임대업도 복식부기 대상에 해당한다. 다만, 해당 부동산임대업이 공동사업장인 경우, 세법상 공동사업장은 하나의 거주자로 보아 별도로 기장의무를 판단하므로 직전연도 총수입금액이 일정 금액 미만이라면 부동산임대에 관한 한 간편장부대상에 해당할 수도 있다. 따라서 실제 기장에 의한 소득금액과 추계신고로 인한 소득금액과 그에 따른 가산세 부과 대상 여부를 고려하여 신고방법을 정하는 것이 좋다.

08

복식부기와 단식부기

복식부기와 단식부기란 무엇인가?

약국은 전문직 사업자로서 복식부기 의무자에 해당한다. 따라서 복식부기 의무에 해당하기 때문에 약국에서 기장할 수 없고 회계사무실에 의뢰할 수밖에 없다.

이러한 복식부기에 대하여 살펴보자.

부기란, 돈이 들어오고 나가는 것을 장부에 기재하는 것을 말한다. 약국에서 거래가 발생하여 자산, 부채, 사본, 수익, 비용이 변화했을 경우 이를 장부에 기록하는 것이다.

1. 복식부기

복식부기는 재산에 영향을 미치는 모든 거래를 파악하여 재산이 변화한 원인과 그로 인한 결과를 차변과 대변으로 구분하여 이중으로 기록한다. 왼쪽인 차변에는 자산의 증가, 부채 또는 자본의 감소, 비용의 발생 등을 기재하고, 오른쪽인 대변에는 자산의 감소, 부채 또는 자본의 증가, 수익의 발생 등을 기록한다.

복식부기를 이해하기 위해서는 '거래의 이중성(양면성)'과 '대차평균의 원리'라는 개념을 알아야 한다.

거래에는 항상 원인과 결과가 존재한다. 원인과 결과를 양변(차변, 대변)에 동일한 금액으로 기록하는 것을 **거래의 이중성(양면성)**이라고 한다. 원인과 결과를 기록하기 때문에 거래내역을 추적할 수 있다. 대변에는 자금의 원천(자본, 부채)이, 차변에는 자금 사용의 결과(자산)가 표시된다.

동일한 금액이 차변과 대변에 각각 기록되므로, 차변의 합과 대변의 합은 항상 동일하다. 즉, '자산=부채+자본'이라는 등식이 성립한다. 이를 **대차평균의 원리**라고 한다. 차변과 대변의 합계 금액이 일치하는지 비교해보면, 기록이 잘못되었는지를 확인할 수 있다.

2. 단식부기

단식부기는 단순히 수입과 지출만을 기록한다. 용돈기입장이나 가계부를 생각한다면 금방 이해가 될 것이다. 기록상의 일정한 원리 원칙이 없이 금전(현금)상의 수지와 타인과의 채권 채무관계를 기록하는 단순한 기록법이다.

각 계정 간의 일정한 계산상의 연결이 없고 계산의 정확성을 검증하는 수단이 없지만, 기록이 간편하다는 장점이 있다. 하지만 수입과 지출만을 파악할 수 있을 뿐 자산, 부채, 자본의 상태를 파악하기 어렵다.

3. 복식부기와 단식부기의 예시

간단한 사례를 이용하여 복식부기와 단식부기를 비교하면 다음과 같다.

'종로약국의 김약사는
10월 2일 3,000,000원의 박카스를 현금 구입하였다.
10월 3일 3,500,000원의 아로나민 골드를 현금 판매하였다.'
복식부기와 단식부기로 각각 기록해 보면 다음과 같다.

〈단식부기의 경우〉

구분	적요	수입	지출
10월 2일	박카스 구입	-	(-)3,000,000원
10월 3일	아로나민 골드 판매	3,500,000원	-

위와 같이 장부를 작성하는 것은 많이 보아 왔을 것이다. 바로 용돈 기입장, 가계부 또는 동호회나 동창회 회계를 작성할 때 보통 사용하는 방식이다.

〈복식부기의 경우〉

10월 2일	차) 상품 3,000,000원	대) 현금 3,000,000원
10월 3일	차) 현금 3,500,000원	대) 매출 3,500,000원

자세히 살펴보면 다음과 같다.

우선 박카스를 구입했고(원인), 현금을 지불했다(결과).
아로나민 골드의 매출이 발생했고(결과), 현금 3,500,000원을 받았다(원인).

이처럼 복식부기에서는 재화가 증가하거나 감소했을 때 그것을 설명해주기 위한 계정이 하나 더 붙게 된다.

복식부기와 단식부기의 장단점

단식부기는 작성이 간편하다는 장점이 있지만, 자산의 증감만을 기록하고 그 내용과 원천은 기록되지 않기 때문에 손익을 측정하기 어렵고, 복식부기와 같이 차변과 대변의 금액이 일치하는 등의 규칙이 없기 때문에 자기검증가능성이 떨어진다는 단점이 있다. 이러한 이유로 소규모 자영업체에서 사용할 수 있다.

복식부기는 단식부기가 갖는 장단점을 반대로 생각하면 된다. 작성하기는 어렵지만, 차변과 대변의 금액을 확인해서 기록의 정확성을 스스로 점검할 수 있는 자기검증기능을 가지고 있기 때문에 투성명이 높은 기장방법이라 할 수 있다.

따라서 법인사업자와 일정 매출 규모 이상의 개인사업자는 복식부기 의무에 해당한다. 장부를 작성하는데 있어서 단식부기에 비하여 시간과 비용이 더 들기는 하지만, 그만큼 복식부기로 기록하기 때문에 대외적인 신뢰도가 더 높게 평가될 수 있다.

이를 정리하면 다음과 같다.

구분	복식부기	단식부기
기록 방법	거래의 원인과 결과를 차변과 대변으로 구분해 이중으로 기록한다.	수입과 지출만을 나열식으로 기록한다.
장점	① 거래내역을 추적할 수 있다. ② 기재 시 차변과 대변이 일치해야 하므로, 거래가 누락될 시 쉽게 발견된다. ③ 자산, 부채, 자본의 상태를 알 수 있다.	① 회계지식이 필요하지 않다. ② 작성이 간편하다.
단점	① 복잡하고 기본적인 회계지식을 숙지해야 한다. ② 작성이 쉽지 않다.	① 수입과 지출만 파악할 수 있고, 자산, 부채, 자본의 상태는 파악할 수 없다. ② 누락거래 발견이 어렵다.
대상자	법인사업자 일정 매출 규모 이상의 개인사업자 전문직 사업자	가계부 용돈기입장 간편장부 대상자 (일정 매출 규모 이하의 개인사업자)

단식부기와 간편장부

지금까지 부기의 방법으로 복식부기와 단식부기의 두 가지에 대하여 살펴보았지만, 세법에서는 장부기록방법을 복식부기 의무자와 간편장부 대상자라는 두 가지 기준으로 구분하고 있다. 즉, 단식부기 의무자라 하지 않고 간편장부 대상자라는 용어를 사용하고 있는 것이다.

그렇다면 단식부기와 간편장부의 차이는 무엇일까? 간편장부는 단식부기 장부이지만, 수입과 지출뿐만 아니라 비유동자산(고정자산)의 증감도 기록한다는 점에서 차이가 있다.

약국이 회계사무실을 이용하는 이유

위의 표에서 보듯이 약국은 전문직 사업자로 분류되어 복식부기 의무자에 해당한다. 복식부기 방식으로 장부를 작성하기 위해서는 복잡하고 기본적인 회계지식을 숙지해야 한다. 따라서 이러한 회계지식을 갖추고 있지 않은 개인사업자가 복식부기 방식으로 기장을 한다는 것은 사실상 불가능하다.

따라서 거의 대부분의 약국 사업자는 회계사무실에 기장의뢰를 하여 복식부기로 된 장부를 작성하여 세무신고를 하고 있는 것이다.

09

약국장이 부동산임대업을 하는 경우

사업은 소유권 형태에 따라 단독사업과 공동사업으로 나누어 볼 수 있다. 부동산임대업을 영위하는 경우 단독사업의 형태 또는 공동사업의 형태로 나누어 운영할 수도 있다. 세법에서 단독사업과 공동사업은 어떠한 차이점이 있는지 살펴보면 다음과 같다.

단독사업과 공동사업의 소득세 차이

단독사업으로 인한 소득금액은 모두 거주자 본인에게 귀속되는 반면, 공동사업으로 인한 소득금액은 지분 또는 손익분배비율로 거주자별로 계산된다. 현행 소득세법은 누진세율체계이므로, 같은 소득금액이 발생했다는 가정하에 단독사업장보다는 공동사업장이 종합소득세 부담면에서는 유리하다. 즉, 소득 구간이 오를수록 적용되는 세율도 누진적으로 오르기 때문에 고소득자에 해당할수록 부담하는 종합소득세의 비율이 상대적으로 높아진다. 참고로 소비세의 일종인 부가가치세는 누진세율체계가 아닌 비례세율체계이므로, 단독이든 공동이든 부가가치세 부담면에서는 차이가 없다.

공동사업자는 하나의 거주자로 본다

소득세법에서는 공동사업장 자체를 하나의 거주자로 보아 사업소득금액을 계산한다. 하나의 거주자로 본다는 것은 구성원의 다른 개별사업장 또는 다른 공동사업장과는 별개로 본다는 의미로 볼 수 있다. 다만, 공동사업자 간의 특수관계가 성립하고 지분·손익분배비율 등이 허위일 때 당해 특수관계자의 소득금액은 주된 공동사업자의 소득금액으로 본다. 이는 세 부담을 줄이기 위해 사실과 다른 무분별한 공동사업장 등록을 방지하기 위함이라고 할 수 있다. 여기서 주된 공동사업자란 지분·손익분배비율이 가장 큰 공동사업자이며, 합산대상 특수관계자는 과세기간종료일 현재 거주자 1인과 국세기본법상 친족 기타 특수관계자를 말한다. 또한, 공동사업 합산과세 시에는 지분 또는 손익분배비율에 해당하는 소득금액을 한도로 주된 공동사업자와 연대납세의무를 부담하게 된다. 공동사업은 사업자등록증을 낼 때 공동사업계약서도 함께 첨부해야 한다. 만약 단독사업인 상태에서 중간에 공동사업으로 변경하는 경우에는 공동사업계약서와 함께 사업자등록 정정신고를 해야 한다.

부동산임대업의 형태에 따른 기장의무와 사업용 계좌 개설의무

약국을 운영하는 약사가 부동산임대업을 하면 부동산임대업의 기장의무는 어떻게 될까? 임대업을 운영하는 형태에 따라 복식부기 의무자에 해당할 수도 있고, 간편장부 대상자에 해당할 수도 있다.

즉, 부동산 상가 건물을 구입하여 임대소득이 발생하는 경우 어떤 식으로 명의를 하느냐에 따라 달라질 수 있다. 다음의 세 가지 형태를 살펴볼 수 있다.

1. 약국장의 명의로 구입하여 임대하는 경우

부동산임대업이 약국장의 단독사업일 경우에는 임대업의 규모와 상관없이 복식부기 대상에 해당한다. 약사가 운영하는 약국이 복식부기에 해당하기 때문에 부동산임대업도 자동적으로 복식부기에 해당한다.

2. 배우자의 명의로 구입하여 임대하는 경우

배우자가 다른 사업소득이 없는 경우에는 임대업의 매출규모(연간 7,500만 원)에 따라 복식부기에 해당할 수도 있고, 간편장부에 해당할 수도 있다.

3. 공동명의로 구입하여 임대하는 경우

부동산임대업이 공동사업일 경우에는 임대업의 매출규모(연간 7,500만 원)에 따라서 복식부기에 해당할 수도 있고, 간편장부 대상자에 해당할 수도 있다.

약국장이 단독명의로 구입하여 건물을 임대하는 경우에는 약국이 복식부기 의무자이기 때문에 부동산임대업도 복식부기 의무자에 해당하지만, 부동산임대업이 공동사업자인 경우에는 약사가 운영하는 약국이 복식부기에 해당하는지 여부와 관계없이 공동사업장의 매출로 판단한다.

즉, 부동산임대업이 공동사업장이라면 공동사업장 자체를 하나의 거주자로 보기 때문에 공동사업장(임대사업장)의 규모에 따라 복식부기 대상자인지 간편장부 대상자인지 여부로 나누게 된다.

부동산임대업의 단순경비율 신고대상자는 계속사업자의 경우 직전연도 임대수익이 2,400만 원 이하에 해당되고, 신규사업자인 경우에는 해당연도 임대수익이 7,500만 원 이하인 경우에 단순경비율 신고대상자에 해당한다.

특히, 공동사업장의 임대소득이 2,400만 원 이하인 경우에는 사실상 대출 금액이 많지 않아 이자 비용 등 부동산임대업 관련 경비가 많지 않아 복식부기를 하는 경우에는 세 부담이 많을 수 있지만, 단순경비율을 적용하여 신고하게 되면 세 부담 측면에서 유리하다 할 수 있다.

한편, 약국장 명의로 구입하여 임대하는 경우, 부동산임대업도 복식부기 의무자에 해당되어 임대사업장에 대하여도 사업용 계좌를 별도로 반드시 개설하여야 한다. 별도로 사업용 계좌를 개설하지 않을 경우 가산세가 부과된다는 점에 유의하여야 한다. 그러나 배우자 명의로 개설하거나 공동명의로 개설하는 경우에는 부동산 매출규모에 따라 연간 임대수입 규모가 7,500만 원 이상인 경우에는 사업용 계좌를 반드시 개설하여야 하지만, 7,500만 원 이하인 경우에는 사업용 계좌 개설의무가 없는 것이다.

부동산임대업의 형태에 따른 세금 차이

부동산 명의의 형태에 따른 소득세의 부과 형태는 다음과 같다.

1. 약국장의 명의로 구입하여 임대하는 경우

복식부기로 계산된 소득금액이 약국의 소득금액과 합산되어 종합소득세가 과세되어 약국의 소득이 많은 경우, 부동산 임대소득에 대한 세금은 높은 누진세율을 적용받아 그만큼 높아진다.

2. 배우자의 명의로 구입하여 임대하는 경우

배우자가 다른 사업소득이 없는 경우에는 약국장 단독명의로 구입한 경우에 비하여 낮은 기본세율 6~45%의 세율 적용으로 상대적으로 낮은 세금이 부과된다.

3. 공동명의로 구입하여 임대하는 경우

약국장의 지분에 해당하는 부분은 약국장의 약국 소득금액과 합산되어 신고가 되고, 나머지 배우자의 지분에 해당하는 부분은 배우자의 낮은 기본세율로 세금이 부과된다.

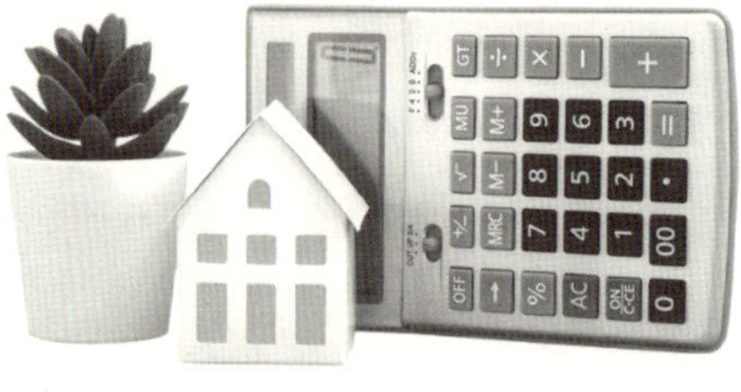

10

단독개국과 공동개국

약국을 개국하는 경우 많은 권리금과 보증금이 요구되어, 혼자 약국을 개국하기보다는 같이 개국을 하는 경우가 점점 늘어가고 있다. 초기 자금부담을 줄일 수 있다는 장점 때문에, 특히 문전약국이나 대형약국을 시작하는 경우에 더 많이 공동개국의 형태로 개국을 하기도 한다.

이외에도 약국의 경우 부부가 모두 약사이거나 약사 가족으로, 부모님 중 한 분이 약사인 경우가 많이 있어서 다른 업종보다 공동개국의 형태로 개국하는 경우가 많다.

공동개국일 경우 계약서 작성에 유의

이렇게 공동개국을 하는 경우 특히 주의해야 할 부분이 바로 계약서의 작성이다. 특히 가족이 아닌 사람과 약국을 공동으로 개국을 할 때는 가장 중요한 것이 바로 계약서라고 할 수 있다.

종종 계약서를 작성하지 않고 구두로 합의한 것만으로 약국을 운영하는 경우, 약국의 모든 일에 만장일치로 된다면 좋겠지만 그렇지 않은 경우가 생기게 마련이다. 그렇게 되면 불만이 쌓이게 된다.

따라서 동업계약서에는 출자방법과 출자금액, 손익분배방법이나 운영상 특약 등이 있는지에 대하여 자세히 기재할 필요가 있다.

손익분배방법을 지분비율로 한다면, 될 수 있으면 이익이 날 때와 손해가 발생했을 때를 구체적으로 언급하는 것이 좋다. 물론 특별한 언급이 없으면 손익분배비율이 지분비율과 같다고 할 수 있다.

공동개국의 유불리

가족이나 부부의 경우는 동업의 형태로 운영하는 것이 좋은지, 아니면 한사람이 모두 출자를 하고 나머지 약사는 근무약사로서 급여의 형태로 받는 것이 좋은지에 대하여 궁금해 한다.

우선, 세금적인 측면만 두고 본다면 당연히 공동으로 개국하여 동업의 형태를 띠는 것이 유리하다. 왜냐하면, 소득세율이 누진세율로 되어 있으므로 약국 소득이 두 사람으로 나뉘면서 그만큼 낮은 세율을 적용받을 수 있기 때문이다.

하지만, 세금뿐만 아니라 4대 보험을 고려하게 된다면 좀 더 복잡하게 된다. 이 경우에는 약국의 소득 규모에 따라 달라질 수 있으며, 단독개국이 유리한지 공동개국이 유리한지는 상호 금액을 비교하여 실제로 산출해 보는 것이 좋다. 하지만, 이 경우에도 공동개국이 단독개국보다 금액이 많지 않다고 하더라도 금전적으로 유리한 것만은 분명하다.

공동개국의 유불리를 판단할 때는 세금과 4대 보험뿐만 아니라 운영의 복잡성까지 고려해야 한다.

공동개국 시 차입금 관련 유의점

공동개국, 즉 공동사업을 하는 경우에는 대부분 문전약국이나 매출규모가 큰 경우 발생하는 경우가 많다. 따라서 자금이 많이 소요된다. 이러한 자금의 대부분을 각자의 신용도에 근거하여 차입금에 의존하여 개업하는 경우가 많다.

이때 각자가 차입한 차입금에 대한 이자 비용을 경비로 인정받지 못할 수 있음에 유의하여야 한다. 공동사업의 경우 각각의 공동사업자가 **개별적으로 자금을 차입하여** 공동사업자에게 투자한 것으로 보기 때문에 각자가 개별적으로 차입한 자금에 대한 이자 비용을 인정받지 못하게 된다.

따라서 공동사업을 하는 경우에는 자금조달에 있어서 유의를 하여야 한다.

크게 보면 차입금에도 출자차입금과 운영차입금으로 구분하여 두 가지로 나누어 볼 수 있다. 말 그대로 출자차입금은 공동사업을 위하여 출자하는 차입금을 말하고, 운영차입금은 공동사업을 운영하기 위한 차입금을 말한다.

그런데 실무에서 출자를 위한 차입금과 운영을 위한 차입금을 구분하는 것은 여간 어려운 것이 아니다. 주식회사와 같은 법인은 자본금을 등기하기 때문에 출자금과 운영자금이 명확하여 둘의 구분 역시 명확하다.

그렇지만 개인의 경우에는 출자금을 등기하는 제도가 없기 때문에 둘의 구분이 어려운 게 사실이다. 따라서 이 경우에는 공동사업 계약서를 활용하면 좋다.

① 공동사업계약서에 출자금 금액을 비교적 명확하게 표시한다.

② 비록 공동사업을 위하여 필요한 자금이 많이 소요된다 할지라도 공동사업 계약서에는 출자금의 규모를 최소화 하는 것이 좋다. 나머지는 운영자금으로 조달하면 되기 때문이다.

③ 출자금을 최소화한 동업계약서를 작성하여 사업자등록증을 발급받은 후에 운영자금을 차입하는 것이 좋다.

사업자등록증을 발급받은 후에 자금을 차입하는 경우 출자금의 성격보다는 운영자금의 성격으로 볼 여지가 더 크기 때문이다.

④ 공동사업을 위하여 필요한 자금 항목 중에서도 출자금과 운영자금으로 지출하는 항목을 가급적 특정하고, 서로 혼용하여 사용하지 않는 것이 좋다.

이러한 방법을 통해서 출자금을 최소화하고 운영자금을 최대화하여 차입금을 운영차입금으로 조달하여 사용하는 것이 은행 차입금 이자비용을 경비로 인정받아 절세에 도움이 될 수 있기 때문에 공동사업의 경우 이 점에 유의하여야 한다.

11

공동개국약국의 운영과 세무신고

공동약국 사업장은 소득세법상의 하나의 거주자로 보아 사업소득금액을 계산한다. 따라서 다음과 같은 점에 유의하여야 한다.

공동사업장의 대표자 신고

공동약국 사업장의 대표자는 반드시 손익분배비율이 가장 큰 자를 대표자로 선정하지 않아도 된다. 공동사업자 중에서 손익분배비율과 관계없이 선정된 자를 대표자로 하여 사업자 등록 신고를 할 수 있다.

공동약국 사업장의 경비처리

1. 공동사업장의 구성원에게 지급된 인건비

공동사업장의 구성원 중 1인에게 지급된 인건비는 경비처리가 되지 않는다. 이는 단독사업장을 운영하는 약국장의 인건비가 경비처리가 되지 않는 것과 같다.

2. 공동사업장의 이자 비용 경비처리 여부

소득세법 제27조와 제33조에 따르면 공동사업에 출자하기 위해 차입한 차입금의 지급이자는 공동사업장의 필요경비에 산입할 수 없다.

공동사업에 출자하기 위하여 차입한 차입금의 지급이자는 당해 공동사업장의 필요경비에 산입할 수 없는 것이며, 출자를 위한 차입금 외의 당해 공동사업을 위하여 차입한 차입금의 지급이자는 당해 공동사업장의 필요경비에 산입할 수 있는 것이나, 이에 해당하는지는 공동사업 구성원 간에 정한 동업 계약의 내용 및 출자금의 실제 사용 내용 등에 따라 판단하는 것이다.

부동산 공동사업장의 기장 여부 판단

공동사업은 기장의무 판단에도 영향을 미친다. 약국사업장을 운영하는 약사는 약국 규모와 관계없이 복식부기 의무자에 해당한다.

약국을 운영하는 약사가 만약 부동산임대업을 하면 부동산임대업의 기장의무는 어떻게 될까?

임대업을 운영하는 형태에 따라 복식부기 의무자에 해당할 수도 있고 간편장부대상자에 해당할 수도 있다.

첫째, 부동산임대업이 단독사업일 경우에는 임대업의 규모와 상관없이 복식부기 대상에 해당한다. 약사가 운영하는 약국이 복식부기에 해당하기 때문에 부동산임대업도 자동으로 복식부기에 해당한다.

둘째, 부동산임대업이 공동사업일 경우에는 임대업의 매출 규모에 따라서 복식부기에 해당할 수도 있고 간편장부대상자에 해당할 수도 있다.

이는 약사가 운영하는 약국이 복식부기에 해당하는지와 관계가 없다. 즉 부동산임대업이 공동사업장이라면 공동사업장 자체를 하나의 거주자로 보기 때문에 공동사업장(임대사업장)의 규모에 따라 복식부기 대상자에 해당하는지 또는 간편장부대상자에 해당하는지로 나뉘게 된다.

이러한 기장의무의 차이는 세 부담에서 많은 차이를 발생시킨다.

공동사업장의 성실신고 대상판단

공동사업은 1 거주자로 보아 해당 사업장의 수입금액이 성실확인대상 기준 수입금액 15억 원을 넘어가느냐 여부에 따라 달라진다. **공동사업장 전체의 수입금액 합계액을 기준으로 대상 여부를 판단**한다.

공동사업을 운영하다가 단독사업장으로 변경한 경우 공동사업장은 변경일 전날에 폐업한 것으로 보아 그때까지의 수입금액을 기준으로 판단한다. 이후 단독사업장의 매출은 공동사업장과 별개로 해당 단독사업장의 수입금액에 의하여 성실확인 대상자 여부를 판단하는 것이다.

12

약국 개국의 자금조달

금융기관 차입

약국을 개국하거나 운영을 하다 보면, 일시적으로 많은 자금이 소요되는 때도 있다. 이러한 경우에 자금을 조달하는 방법은 크게 네 가지로 생각해볼 수 있다.

① 은행 등 금융기관을 통하여 자금을 차입하는 경우
② 타인을 통해 자금을 차입하는 경우
③ 부모님이나 형제자매 등으로부터 도움을 받는 경우
④ 본인의 자금인 자기자본을 이용하여 개국에 필요한 자금을 조달하는 경우

우선, 가장 일반적으로 생각할 수 있는 것이 금융권을 통한 자금 마련이라고 할 수 있다. 개국 초기 많은 자금을 금융권을 통하여 차입할 수 있다.

금융권을 통하여 약국장 본인 명의로 자금을 차입하면 ① 실제 차입이 약국에 사용되었다는 '차입금 사용의 업무 관련성'을 입증하는데 유리하고, ② 매월 지급하는 이자 비용을 손쉽게 세무상 경비로 처리할 수 있는 이점이 있다.

이러한 이점 때문에 설령 타인이 담보를 제공한다 하더라도 약국장 본인 명의로 반드시 대출을 받는 것이 좋다. 본인 명의의 대출이 아닌 경우 이자 비용을 경비 처리하면서 애로가 발생하기 때문이다.

차입금에 대한 이자가 비용으로 인정받기 위해서는 반드시 차입약정서와 이자 지급명세서를 갖추고 있어야 한다. 이러한 이자명세는 연말 또는 5월 종합소득세 신고를 할 때 해당 은행에 문의하여 발급받으면 된다.

개국할 때 은행에서 차입한 모든 이자 비용이 경비로 인정되는 것은 아니다. 특히 약국을 개국하는 경우에 운영자금이 아닌 개국을 위한 자본금으로 투입되었다는 것이 명확한 때에는 이자 비용이 경비로 인정되지 않는다.

차입한 금액이 자본금으로 투입되었는지 운영자금으로 투입되었는지는 판단하기 매우 어렵다. 하지만 공동약국을 개국하는 경우에 특히 주의를 필요로 한다.

가령, 두 명의 약사가 공동개국을 한다고 예를 들어보자.

두 명의 약사가 개국하면서 계약서에 약국 개국을 위한 총 개국자금을 명시하여 작성하였다고 하자. 그리고 한 사람은 본인이 가지고 있던 자금을 사용하고, 다른 한 사람은 은행차입금을 이용하여 약국을 개국하는 경우에는 어떤 문제가 생길까?

이러면 은행 자금의 차입목적이 약국 개국을 위한 자본금으로 사용되었다는 것을 명시적으로 밝히게 되는 것이다. 은행차입금이 약국 개국을 위한 자본금으로 투입된 것이 확실한 경우에는, 실제 지출된 이자 비용이 경비로 인정될 수 없다. 이처럼 공동개국을 하고 은행차입금을 이용하는 경우에는 동업 계약서 작성에 유의해야 한다.

타인(지인)으로부터의 자금차입

약국의 자금을 조달하는 또 다른 방법으로, 은행이 아닌 타인(지인)으로부터 자금을 조달하는 방법이 있다.

설령 타인(지인)으로부터 자금을 차입하였다 하더라도 대부분은 이자를 지급하여야 한다. 그런데 은행이나 금융기관 등 제도권으로부터의 차입이 아닌 경우에는 이자 비용을 경비로 인정받는데 다소 어려움이 있을 수 있다.

우선 타인(지인)으로부터 자금을 차입한다면 이자 비용을 경비로 인정받기 위해서는 계약서를 작성해야 하고 계약서에는 이자율, 이자 지급 시기, 원금변제방법과 시기, 차입금액 등을 명시해야 한다.

또한, 약국장이 경비로 인정받기 위해서는 차입금 및 이자 비용을 장부에 반영하고, 타인(지인)으로부터의 자금차입 용도가 약국사업을 위해 지출되었다는 차입과 약국사업과의 관련성을 입증해야 한다.

이러한 모든 자료를 갖추었고, 차입이 약국사업과 관련성이 있다는 것을 입증하더라도 이자 비용을 경비로 인정받기 위해서는 다음과 같은 제약이 따른다.

타인(지인)으로부터 이자 지급조건으로 금전소비대차계약을 맺어서 실제로 이자를 지출하였다고 한다면 약국에서는 이자를 경비로 처리할 수 있어 소득세를 절세할 수 있지만, **이자를 받는 사람으로서는 소득세의 납부라는 문제가 발생**할 수 있다.

즉, **타인(지인)에게 이자를 지급하기 전에 비영업대금의 이익이라는 항목으로 지급하는 이자에 대하여 27.5%(지방세 포함)의 이자소득세를 약국에서 원천징수해서 세무서에 납부하여야 한다.** 또한, 이 금액은 추후 종합소득세 신고 시 타인(지인)의 종합소득세와 합산하여 신고되기 때문에 이자를 받는 사람, 즉 타인(지인)은 상당히 높은 금액의 소득세를 지급하게 된다.

따라서 현실적으로 이러한 세금납부 절차를 거치기가 쉽지 않다. 더구나 선의로 자금을 대여해준 사람에게 이자소득세를 지급하게 한다면 자금대여(차입)를 꺼리게 된다.

이러한 이유로 타인(지인) 자본을 이용하고 지급하는 이자 비용은 실제로 이자 비용이 지출되었다 하더라도 현실적으로 경비처리에 어려움이 있어서 대부분 경비처리를 하지 않고 있다.

부모님의 도움으로 약국을 개설하는 경우

아들에게 약국의 개국자금으로 5억 원을 보태 준 것에 대하여 세금 문제가 발생할 수 있을까?

약국의 자금을 조달하는 또 다른 방법으로, 부모님 등으로부터 증여를 받는 경우가 있다. 또는 부모님으로부터 증여가 아닌 자금을 빌리고 추후 원금을 갚아가는 방법도 있다. 대가 없이 현금을 줬다면 증여세를 납부해야 하고, 빌린 것이라면 이자를 지급해야 한다.

최근 약국 개국자금으로 고액의 자금이 소요되는 관계로, 이러한 자금흐름관계에 대하여 언제든지 세무조사 대상이 될 수 있다.

그래서 부모로부터 약국 개국자금을 지원받을 때 증여로 처리할 것인지 대여받은 것으로 처리할 것인지에 대하여 명확히 판단하여, 어떠한 경우가 되었든 부모님 등으로부터 자금을 받게 되면 세무적으로 추후 문제가 발생하지 않도록 해야 한다.

1. 부모님으로부터 자금을 차입하는 경우

차입한 후 상환할 예정이라면 차입계약서(차용증)를 반드시 작성해 두어야 한다.

차용증에는 이자지급일과 이자율을 명시해 기일에 맞춰 이자를 지급해야 객관적인 차용으로 인정받기가 수월하다.

세법에서는 가족 간 자금을 차용하면 증여로 추정하기 때문에 객관적인 자료를 제출할 수 있어야 한다. 부모님과의 차입에서 차입계약서를 작성해 두지 않는다면 증여로 추정해서 증여세가 과세될 수 있기 때문이다.

실제로 부모로부터 돈을 빌린 것이 사실이라면 증여세를 과세할 수는 없다. 그러나 정말 빌린 것인지, 아니면 증여받은 것인지 어떻게 구분할 수 있을까? 판례 등을 살펴보면 금전 등을 빌려줄 당시 차용증 등의 계약서가 있는지, 이자를 주고받았는지 등으로 사실 여부를 판단하는 경우가 많다.

부모님에게 이자를 지급하지 않거나 낮은 이자로 차입을 하게 되면 세법상 증여로 보아 세금이 부과될 수 있다. 세법에서는 4.6%의 이자율에 미달하게 이자를 주고받으면 그 차액에 대해서는 증여세를 부과하지만, 세법상 그 차액이 연간 1,000만 원에 미달하면 증여세가 과세되지 않는다.

2. 부모님으로부터 자금을 증여받은 경우

자금을 무상으로 받을 때는, 증여받는 달의 말일로부터 3개월 이내에 증여세 신고를 해야 한다. 증여재산가액에서 증여재산공제를 하는데 배우자로부터 증여를 받을 때는 6억 원, 직계존속과 직계비속으로부터 증여를 받을 때는 5천만 원(미성년자 2천만 원), 기타 친족으로부터 증여를 받을 때는 1천만 원을 공제할 수 있다.

증여자	배우자	직계존속	직계비속	그 밖의 친족
비과세공제 한도액	6억 원	5천만 원	5천만 원 (미성년자 2천만 원)	1천만 원

즉, 약국 개국자금으로 2억 원을 증여받는다면 그중에서 5천만 원은 세금을 내지 않고 나머지 1억 5천만 원에 대하여만 세금을 내는 것이다. 증여세와 관련된 비과세 금액은 10년간 합산된 금액을 말한다.

증여자산에 대한 증여세율은 과세표준이 1억 원 이하일 때 10%, 1~5억 원 이하 20%, 5~10억 원 이하 30%, 10~30억 원 이하 40%, 30억 원 초과분은 50%이다.

〈증여세 세율〉

과세표준	1억 원 이하	5억 원 이하	10억 원 이하	30억 원 이하	30억 원 초과
세율	10%	20%	30%	40%	50%

자기자본으로 약국을 개설하는 경우

한편 전액 자기자본으로 자금을 조달하는 경우에는, 이 자금이 세무서에 신고한 소득 범위 내에서 조달된 것인지를 검토하여야 한다. 자금출처에 대한 소명이 요구될 수도 있기 때문이다.

자금출처조사란 재산을 취득한 사람의 연령, 소득, 재산 등을 고려하여 자력으로 취득하였다고 보기 어려운 경우 이를 증여받은 재산으로 취득하였다고 추정하여 세무당국에서 재산취득자금의 출처를 확인하는 것이다.

국세청은 납세자의 직업, 나이, 소득세 납부실적, 재산상태 등 모든 것을 종합적으로 판단한다. 국세청은 이러한 정보를 갖고도 납득이 안 되면 자금의 출처가 어떻게 되는지 서면 조사에 들어간다. 증여세를 낼 상황이냐의 여부를 따져보기 위해서이다. 소득원이 불분명한 경우 자금출처조사를 피해 가기 어렵다.

자금출처조사를 받았을 때 당사자가 해당하는 자금의 출처를 소명하지 못하면 취득자금 등을 모두 증여받은 것으로 보아 증여세가 과세된다. 즉, 세무서에서 증여받은 사실을 구체적으로 제시하지 못하더라도 당사자가 증여받지 않았음을 적극적으로 입증하지 못하면 증여세가 과세되는 것이다.

자금출처가 인정되는 범위는 어디까지일까? 이를 예시하면 다음과 같다.

① 근로소득이 있는 자가 본인의 소득금액을 통해서 입증하게 되면 인정가능한 금액은 재직기간 동안의 총급여액에서 원천징수세액을 공제한 금액을 재산취득자금으로 인정받을 수 있다.

② 금융소득이 있는 자가 그 소득에 의하여 재산을 취득한 경우 자금출처로 인정되는 범위는 금융소득 지급금액에서 원천징수세액을 공제한 금액을 인정받을 수 있다.

③ 부동산임대소득 또는 사업소득이 있는 자가 총수입금액에서 비용을 차감한 소득금액이 자금출처로 인정된다.

④ 퇴직소득이 있는 자가 총지급액에서 원천징수세액을 공제한 금액이 자금출처로 인정된다.

⑤ 본인 소유재산의 처분사실이 증빙에 의하여 확인되는 경우, 그 처분금액에서 양도소득세 등 공과금 상당액을 차감한 금액이 인정된다.

⑥ 기타 신고하였거나 과세된 소득금액에서 당해 소득에 대한 소득세 등 공과금 상당액을 차감한 금액이 인정된다.

⑦ 농지경작소득

⑧ 약국 개국일 이전에 차용한 부채로서 입증된 금액

⑨ 약국 개국일 이전에 자기재산의 대여로 받은 전세금 및 보증금

⑩ 현금, 예금 증여받은 경우에는 증여재산가액

그러나 재산의 취득금액의 출처를 전액 입증하는 데 따르는 현실적 어려움을 고려하여, 세법에서는 취득금액의 80% 이상만 입증하면 증여로 추정하지 않도록 하고 있다. 그러나 취득한 재산가액이 10억 원

을 초과하면 2억 원을 제외한 나머지 취득금액에 대해서 자금출처를 소명하여야 한다. 즉, 취득재산가액이 13억 원이면 2억 원을 제외한 11억 원을 입증하여야 한다.

구분	취득재산		채무상환	총액한도
	주택	기타재산		
1. 세대주인 경우				
가. 30세 이상인 자	1억 5,000만 원	5,000만 원	5,000만 원	2억 원
나. 40세 이상인 자	3억 원	1억 원	5,000만 원	4억 원
2. 세대주가 아닌 경우				
가. 30세 이상인 자	7,000만 원	5,000만 원	5,000만 원	1억 2,000만 원
나. 40세 이상인 자	1억 5,000만 원	1억 원	5,000만 원	2억 5,000만 원
3. 30세 미만인 자	5,000만 원	5,000만 원	5,000만 원	1억 원

13

개국 초기 약국의 부가가치세 환급

약국을 처음 개국하고 부가가치세를 신고하는 경우, 많은 약국장들은 당연히 부가가치세를 환급받아야 한다고 생각하고 있다. 또한 환급을 받지 못했다면 뭔가 잘못된 신고가 아닌가, 혹시 불이익을 받은 것은 아닐까 생각한다. 과연 그럴까?

약국의 개국 초기에 부가가치세를 환급받는 이유는 크게 보면 다음과 같다.

첫째, 일반약의 과다한 매입이다.

약국을 운영하기 위해서는 안정적인 재고를 확보하고 있어야 한다. 따라서 개국 초기에는 매월 판매되는 약품보다 더 많은 약품을 구매하여 약국에 재고를 보유하고 있게 된다. 따라서 첫 부가가치세 신고를 할 때는 일반약을 구입한 양이 판매한 양보다 많게 된다. 구입할 때 지불한 부가가치세가 판매할 때 받은 부가가치세보다 많기 때문에 부가가치세 환급이 발생하게 된다.

둘째, 약국의 인테리어 시설이나 고정자산 시설을 설치하는 경우이다.

대표적인 고정자산 시설은 약국을 개국하면서 건물을 직접 구입하여 운영하는 경우를 들 수 있다. 약국 건물을 직접 구입하여 운영하는 경우에 토지지분과 건물지분 중 건물지분은 부가가치세 공제 대상이 될 수 있다. 또 다른 경우는 인테리어 시설을 들 수 있다. 인테리어 시설을 적게는 수백만 원부터 많게는 수천만 원에 달하는 대가를 일시에 지출하게 된다.

이러한 지출된 금액 중에서 부가가치세에 해당하는 금액에 대하여 일반약과 조제약을 합한 총판매금액에서 일반약 판매금액이 차지하는 비율만큼 부가가치세를 환급받게 된다.

이와 같은 이유로, 개국 초기에는 최초로 부가가치세를 신고할 때 부가가치세 환급이 발생할 수 있다.

하지만 약국의 경우에는 약국 건물을 구입하는 경우보다 임차가 많고, 신규로 약국을 개국하기보다는 기존약국을 인수하는 경우가 많아서 부가가치세 환급이 발생하지 않는 경우가 많다.

기존약국을 인수하면서 대부분의 약국은 포괄양수도 계약을 체결하는 경우가 많다. 포괄양수도를 체결하여 인수하는 경우에는 세금계산서를 서로 주고받지 않게 된다. 즉, 부가가치세를 주고받는 행위를 하지 않는다는 뜻이 된다.

따라서 포괄양수도로 인수를 하였다면 일반약에 대하여 부가가치세를 상대에게 주지 않았기 때문에 세무서에 환급을 신청할 부가가치세가 없는 것이다.

인테리어 시설 역시 포괄양수도 계약으로 인수하는 경우 동일한 논리로 부가가치세 환급을 받을 수 없는 것이다.

한편, 기존약국이 일반약을 모두 도매상에 반품하고 약국에 전문약만이 남아서 전문약과 인테리어 시설에 대하여 포괄양수도 계약을 한 경우라면 달라질 수 있다.

즉, 이러한 경우에는 앞에서 언급한 대로 일반약을 추가로 제약사나 도매상으로부터 세금계산서를 받고 약국의 재고를 고려하여 초기 약품 물량을 다량 구입하기 때문에 부가가치세 환급이 발생할 수 있는 것이다.

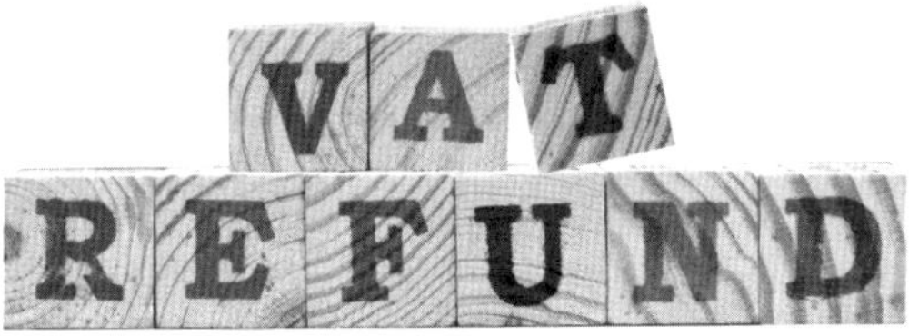

14

약국 임대차계약과 부가가치세

약국을 매매하거나 임차하여 사용하는 경우, 부동산 매매계약서 또는 부동산 임차계약서를 작성하게 된다.

매매계약서나 임대차계약서를 작성하여 계약당사자 간에 서로 계약서를 교부하다보면 살펴야 하는 부분이 참으로 많다. 매매금액은 정확한지, 보증금과 월세 금액은 정확히 기록되었는지, 임대차 기간은 적절히 기록되었는지부터 임대인 또는 매도인의 주소와 주민등록번호 등이 맞는지 등등 확인할 사항들이 너무도 많다. 이 중에서 하나라도 잘못되면 추후 계약과 관련하여 심각한 문제가 발생하기 때문에 마지막까지 신중한 검토를 하게 된다.

이렇게 검토를 한 계약서라도 놓치기 쉬운 내용이 약국의 매매금액 및 임대료와 관련된 부가가치세 부분이다. 매매대금이나 월 임대료를 이야기할 때 부가가치세와 관련된 내용을 아예 언급하지 않거나, 언급은 하였지만 실제 계약서에 관련 내용을 기록하지 않는 경우이다. 흔히 계약서에서 많이 발견되는 '부가가치세 별도'라는 문구를 말한다.

'부가가치세 별도'라는 문구는 너무도 틀에 박힌 전형적인 문구임에도 계약서를 작성하면서 다른 내용에 집중하다 보면 놓치기 쉬운 문구이기도 하다.

이러한 문구가 없이 계약하는 경우, 부가가치세는 누가 부담을 하여야 할까?

부가가치세법 제29조 제7항에서는 계약서상의 거래금액에 '부가가치세 별도'의 표시가 없거나 부가가치세가 포함되어 있는지가 불분명한 경우, 거래대금의 110분의 10에 해당하는 금액을 부가가치세로 본다고 명시하고 있다.

따라서 이러한 내용을 본다면 '부가가치세 별도'라는 언급이 없는 경우 부가가치세가 포함된 것으로 보기 때문에 매도자나 임대인이 손해를 보게 된다.

좀 더 쉽게 설명하면 약국을 매매하는 경우 약국 건물을 판매하는 사람, 즉 매도자가 손해를 보게 된다. 임대의 경우 건물주가 손해를 보게 된다.

약국 매매의 경우 약사로서는 언제든지 매도자나 매수자가 될 수 있으므로 주의를 하여야 한다. 특히 약국 건물 매매의 경우 금액이 크기 때문에 간혹 이러한 문제로 소송에 휘말리는 경우도 종종 보게 된다. '부가세 별도'라는 문구 때문에 수천만 원에서 수억 원에 달하는 금액의 소송에 휘말리게 되는 것이다.

약국을 파는 약사가 계약서에 '부가세 별도'라는 문구를 언급해 놓지 않는다면 건물을 사들이는 약사에게 부가가치세를 별도로 받을 방법이 없고, 이는 결국 약국을 파는 약사가 고스란히 부담해야 하는 손실이 되는 것이다.

한편, 약국 임차의 경우 원칙적으로 건물주가 손해를 보게 되어 약사로서는 얼핏 보기에 손해가 없는 것 같지만 그렇지 않다.

건물주가 약사보다 갑의 위치에 있어 건물주가 추가로 부가가치세를 달라고 하면 울며 겨자 먹기 식으로 부담하지 않을 수 없다.

원래 계약할 당시 부가가치세가 포함되는 금액으로 협의를 한 것이라 하더라도, 추가 세금계산서의 발행을 요구할 때 추가로 부가가치세에 해당하는 금액을 요구한다고 하면 약국으로서는 난감할 수밖에 없을 것이다.

따라서 처음부터 계약할 때 부가가치세 부담자를 명확히 해놓는다면 이러한 분쟁을 피할 수 있다.

15

약국 건물 임차와 임차료 지급

약국을 개국하기 위해서 약국 건물을 사거나 임차를 해야 한다. 건물을 사는 경우 자금 조달을 해야 하고, 이 경우 자금출처 조사에 대비하여야 한다고 자금출처 편에서 언급을 한 바 있다. 건물 구매의 경우는 워낙 자금이 많이 들기 때문에 현실적으로 건물을 임차하여 약국을 개국하는 경우가 더 일반적인 현상이라고 할 수 있다.

부가가치세를 별도로 지급하고 세금계산서를 받는 것이 유리

건물임차계약을 하면 건물주가 일반과세자이면서도 세금계산서를 교부하지 않고 부가가치세를 제외한 금액으로 임대료를 받겠다고 제안을 하는 경우가 생각보다 많다. 또는 임차료에 대하여 세금계산서를 발급해 주면서 부가가치세 10%를 요구하게 된다. 물론 이는 당연한 요구이기도 하지만, 많은 약국에서 과연 10%를 더 주고 세금계산서를 발급받아야 하는지 아니면 10%를 지급하지 않아도 비용처리를 할 방법은 없는지에 대하여 궁금해 한다.

결론부터 말하면, 정상적으로 처리하는 것이 향후를 위해 바람직하다는 것이다. 대부분 약국의 경우 경비가 남는 약국은 별로 없고 부족한 것이 일반적인 현상이다.

따라서 될 수 있으면 부가가치세를 10% 지급하고서 세금계산서를 받아 경비처리 하는 것이 유리하다. 약국이 부담한 부가가치세 10% 중 일부는 환급을 받게 된다. 조제 매출에 해당하는 부분만 환급을 받지 못하기 때문에, 약국에서는 실제로 8~9% 정도 돌려받지 못하게 된다. 하지만 세금계산서를 받아 경비처리 하면 소득세 부분에서 적어도 24~38% 이상의 절세효과를 누리기 때문이다.

건물주가 '갑', 약국은 '을'

약국을 임차하는 경우 대부분은 건물주와 비교하면 '을'의 처지에 놓이게 마련이다. 이러한 현상을 악용하여 많은 건물주가 임대료에 대하여 세금계산서를 발급해 주지 않는 경우가 많다.

설령 발급해 줄 때도 일부만 발급해 주는 경우가 많다. 예를 들면, 건물 임차료가 1천만 원이면 5백만 원만 세금계산서를 발급해 주는 경우를 들 수 있다. 즉, 무리하게 실제 임차료보다 금액을 낮춘 세금계산서를 받게 되는 경우이다.

이렇게 되면 약국은 임차료 금액이 줄어들어, 결국 과세소득이 늘어나 많은 세금을 부담하게 된다.

많은 세금을 부담하다 보니 실제 통장으로 입금된 금액을 기준으로 경비처리에 대한 유혹을 느끼게 된다.

세금계산서를 받지 않아 통장으로 송금하더라도 경비처리 불가

'부가가치세 10%를 지급하지 않고 세금계산서 없이도 경비처리가 가능하다'라고 간혹 주장할 수가 있기 때문이다. 통장으로 이체를 하게 되면 실제로 약국의 임차료로 사용된 것이 명확히 증명되기 때문에 세무 처리에 문제가 없다는 논리이다.

일견, 맞을 수 있다. 하지만 최근에 국세청에서 경비의 적정성 여부에 대하여 매우 세밀히 들여다보고 있다. 이렇게 세금계산서 없이 임차료를 경비처리 하는 경우, 국세청은 실제 임차료가 맞는지에 대한 소명을 약국에 요구하게 된다.

이렇게 해명 요구를 받으면, 약국이 임차료가 맞다라고 해명하면 약국은 임차료를 경비로 인정받을 수 있다.

하지만 건물주는 많은 불이익을 받게 된다. 세금계산서 미발급에 대한 책임뿐만 아니라 임대료 소득 누락에 대한 책임으로 인하여 종합소득세는 물론이고, 무거운 가산세까지 추징당하게 되는 것이 최근의 추세이다.

이러한 해명 요구를 받게 되면 약국으로서는 실제로 임차료임에도 불구하고 건물주와의 관계를 고려하여 실제 '임차료가 맞다'라고 해명하기가 쉽지 않다.

따라서 임차료를 경비처리 하는 경우, 반드시 세금계산서를 받는 것이 좋다.

세금계산서 받지 못하는 경우 세금을 고려하여 약국 경영 분석해야 함

이러한 약국의 경우에는 건물 임차계약을 할 때 세금계산서를 받지 못한다면 경비처리를 할 수 없다는 전제하에 경영분석을 하여야 한다. 세금계산서를 받을 수 없는 부분에 대하여 추가로 내야 하는 세금은 얼마인지 또한 이로 인하여 약국 경영이나 수입에 어떤 영향을 미치는지를 자세히 검토한 후 계약 여부를 결정하여야 한다.

임대인이 간이과세자인 경우

한편, 건물주가 연간 매출액이 4,800만 원에 미달하는 부동산임대업자에 해당하여 세금계산서의 발급의무가 없다면, 약국은 세금계산서를 받을 수 없으므로 통장으로 임차료를 입금한 후 임차료에 대해 경비처리를 할 수 있다.

세금계산서 없이 임차료 경비처리를 할 때도 건물주에게 이러한 사실을 공지하여야 함은 물론이다. 간이과세자인 건물주도 역시 임대료 수입을 신고하여야 하기 때문이다.

배우자 등 가족소유 건물을 임차하는 경우

한편, 부모나 배우자로부터 유상으로 임차를 하는 경우는 특수관계자와의 계약에 해당한다.

일반적인 제삼자와의 계약관계에서는 계약서에 따른 계약관계를 대부분 인정해준다. 민법상 계약당사자 간에는 계약자유의 원칙이 존중되기 때문이다. 하지만 특수관계자와의 계약이면 조세를 부당하게 회피하려는 의도가 있을 수 있다는 전제하에 계약 여부의 적정성에 대해 검토를 하게 된다.

따라서 부모나 배우자의 건물을 임차하는 경우 주변 시세나 일반적인 약국 임차 시세 금액으로 계약을 하여야 함에 유의하여야 한다. 주변 시세보다 지나치게 비싸거나 싸게 임차하는 경우 부당행위계산부인으로 인정받아 관련 세금이 추징될 수 있기 때문이다.

16

인테리어 비용과 세금계산서 수취

세금계산서를 반드시 받아야 하나?

약국 개국을 하거나 새롭게 리모델링을 생각하는 경우 인테리어를 고려하게 된다. 인테리어 금액이 적지 않은 관계로 세금효과를 꼭 누리고 싶은 것이 대부분의 생각이다. 세금효과 혜택을 얻기 위해서는 세금계산서를 발급받아야 하는데, 인테리어를 하면서 세금계산서를 받지 못하는 경우가 많다. 세금계산서를 받지 못하는 경우 약국의 경비로 처리할 수 없으므로 반드시 세금계산서를 발급받아야 한다.

많은 약국에서 부가가치세 10%를 더 주고라도 세금계산서를 받아야 하는지에 대하여 궁금해 한다.

우선, 세금계산서를 요구하면 인테리어 업자는 부가가치세 10%를 추가로 요구한다. 이 경우 약국장으로서는 고민하게 되는데 10%를 더 주고 세금계산서를 받는 것이 좋은지 아니면 현금으로 지급하고 10%를 줄이는 것이 좋은지 잠시 고민하지만, 약국장은 인테리어 금액이 워낙 크다 보니 바로 현금으로 지급하고 10%를 줄이고자 하는 유혹을 느껴 현금 지급하게 되고 세금계산서를 받지 않게 된다.

사실 인테리어 금액이 2천만 원이면 10%에 해당하는 2백만 원을 추가로 내라고 하니 적지 않은 금액임에는 사실이다.

하지만 이는 잘못된 생각이다.

세금계산서를 반드시 받아야 하는 이유

약국의 소득세율을 따지면 1,400만 원까지는 6.6%(지방소득세 포함)를 적용받고, 5,000만 원까지는 16.5%(지방소득세 포함)를 적용받는다. 일반적으로 약사가 1년에 1,400만 원을 벌기 위해서 약국을 개국하는 일은 없다. 이런 경우라면 차라리 근무약사로 시간 타임으로 일하는 것이 훨씬 낫다는 것에 대부분의 약사가 동의할 것이다. 따라서 개국약국은 무조건 16.5% 이상의 소득세율을 적용받는다고 하는 것이 옳을 것이다.

따라서 단순하게 계산하더라도 무조건 10%를 더 주고 세금계산서를 받아 경비로 처리하는 것이 좋다는 것을 알 수 있을 것이다.

그런데 10% 중에서도 매약에 해당하는 비율만큼 환급을 받을 수도 있고, 환급받지 못하는 나머지 금액도 경비처리가 되기 때문에 실제 부담하는 것은 10%에 훨씬 못 미치는 금액이다. 물론 여기에 인테리어를 경비로 처리함으로 인해서 4대 보험까지 줄어들게 되는 것을 고려한다면 더 따져 볼 필요도 없는 것이다.

따라서 약국은 10%를 더 주더라도 무조건 세금계산서를 받아 경비로 처리하는 것이 훨씬 유리한 것이다.

계약 전에 일반과세자인지 아닌지 확인 필요

한편, 세금계산서를 받고 싶어도 못 받는 예도 있다. 왜냐하면, 인테리어 업자의 경우 대개 영세한 업체가 많다 보니 세금계산서를 발행하는 것을 꺼리고, 심지어 사업자등록도 하지 않거나 간이과세자로서 인테리어 공사를 하는 업체가 있기 때문이다.

따라서 약국으로서는 인테리어 계약을 할 때 세금계산서를 발행해 줄 수 있는지와 세금계산서 발행이 가능한 업체인지 아닌지를 꼼꼼히 따져 본 후에 해야 한다.

또한, 대개 인테리어 업체는 영세하기 때문에 인테리어에 필요한 자재 등의 구매 명목으로 공사비를 먼저 요구하기도 하고, 심지어 일을 거의 마무리할 때쯤에는 공사대금을 재촉하게 되어 약국으로서는 인테리어가 대충 마무리되면 금액을 송금하게 된다. 그런데 막상 인테리어 업자는 대금을 받고 나면 세금계산서를 발행해 주지 않는 경우도 많다.

따라서 대금을 송금하기 전에 반드시 세금계산서를 받아야 한다. 세금계산서를 발급받고 대금을 송금하는 것이 일반적으로 당연한 상황이기 때문에 무리한 요구가 아니다.

세금계산서의 발급은 대금을 청구하는 행위이기 때문이다. 대금을 청구하는 행위를 하지 않았는데 송금을 할 수 없지 않은가?

이렇듯 인테리어와 관련해서는 인테리어 공사 자체로 많은 분쟁의 소지가 있으므로, 반드시 계약서를 작성한 후에 공사를 의뢰하는 것이 좋다. 물론 여기에는 세금계산서와 관련된 부분도 당연히 포함되어야 한다.

상대방이 간이과세자라도 직전연도 매출액이 4,800만 원 이상 1억 400만 원 미만이라면 세금계산서 발행이 가능하다. 물론, 세금계산서 발행 가능 간이과세자로부터 신용카드매출전표나 현금영수증을 수취하였다면 매입세액공제가 가능하다.

〈상대방의 세금계산서 발행 가능 여부 확인방법〉
홈택스 접속 → 증명·등록 신청 → 사업자등록 신청·정정·휴폐업 → 사업자 상태조회(사업자등록번호) → 사업자등록번호 입력 → 조회

조회 결과에 일반과세자 또는 간이과세자(세금계산서 발급사업자)로 조회가 된다면 세금계산서 발행 가능한 거래상대방에 해당하는 것이다.

17

인테리어 비용에 대한 세금계산서를 받을 수 없는 경우

약국 인테리어를 하고 인테리어 업체와 세금계산서를 발급받기로 했는데, 세금계산서를 발급해 주지 않는 경우가 발생하곤 한다. 일단 인테리어 업체는 공사가 끝나고 자금을 받고 나면 공사 하자에 대해서도 묵묵부답하는 때도 많고, 세금계산서도 발급해 주기로 했는데 발행해 준다고 말만 하고 계속 발행해 주지 않는 경우도 간혹 발생한다. 심지어 인테리어 업체가 공사 후에 잠적해 버리는 경우도 발생한다.

약국은 답답하기 그지없다. 매출자(인테리어 업체)가 세금계산서를 발행해야 하는 의무가 있으므로, 매입자인 약국이 세금계산서를 발행할 수는 없고 단지 수취할 수 있을 뿐이기 때문이다.

이런 경우 매입자인 약국에서 예외적으로 세금계산서를 발행할 수 있는 '매입자발행 세금계산서' 제도를 이용하면 된다.

매입자발행 세금계산서 제도란, 제조·도매업자 등 세금계산서 발행 대상 사업자가 재화를 공급한 후 세금계산서를 발급하지 아니한 경우에 공급받는 자의 신청에 따라 세금계산서를 발급하는 제도를 말한다.

발행대상 사업자 및 금액

세금계신서 발급의무기 있는 일반과세자로부터 공급 대가 5만 원 이상의 재화나 용역을 공급받고 공급자가 세금계산서를 발급하지 아니한 경우, 공급받는 자인 약국의 신청에 따라 담당 세무서장의 승인을 받아 세금계산서를 발급할 수가 있다.

신청방법

공급받는 자에 해당하는 약국이 인테리어 공사가 마무리된 시점의 공급 시기가 속하는 과세기간의 종료일(1기: 6월 30일, 2기: 12월 31일)로부터 1년 이내에 "거래 사실 확인 신청서"에 영수증, 무통장입금증 등 증빙서류를 첨부하여 신청인 담당 세무서장에 신청하면 된다.

예를 들면, 3월 10일 공사가 마무리되었다면 1기 과세기간의 종료일인 6월 30일로부터 1년 이내를 말하며, 11월 5일 공사가 마무리되었다면 제2기 과세기간 종료일인 12월 31일로부터 1년 이내를 말한다.

이러한 거래 사실 확인 신청서에 있는 실제 거래가 있었다는 거래 사실에 대한 증명책임은 신청인인 약국에 있다.

따라서 사전에 계약서를 작성하여 공급자의 기본적인 인적사항이나 사업자등록번호 등을 파악해 두어야만 거래 사실 입증에 도움이 될 수 있다.

세무관서의 확인 및 거부

신청을 받은 세무서는 이러한 신청에 대하여 거부를 할 수 있는데, 거부 사유로는 신청기한 경과, 거래 당시 미등록자 및 휴·폐업자와 거래, 공급 대가가 5만 원 미만인 경우를 말한다.

이 중에서 신청기한의 경과가 있음에 유의하여야 한다. 위에서 신청기한을 언급하였지만, 무작정 세무서에서 기다려 주지 않기 때문에 공사가 마무리되고 세금계산서를 발급해 주지 않는다면 매입자발행 세금계산서 제도를 활용할 것을 적극적으로 고려하여야 한다. 매입자발행 세금계산서 신청기한이 지나면 이러한 제도를 활용할 수 없기 때문이다.

세금계산서의 발행 및 신고

거래 사실 확인 통지를 받은 신청인인 약국은 매입자발행 세금계산서를 발행하여 공급자인 인테리어 업체에 발급할 수 있다. 단, 신청인과 공급자가 담당 세무서장으로부터 거래 사실 확인 통지를 받으면 세금계산서를 발급한 것으로 본다.

그러면 부가가치세 예정신고, 확정신고, 경정청구 시 매입자발행세금계산서합계표를 제출하여 해당 재화 또는 용역의 공급 시기에 해당하는 과세기간의 매출세액 또는 납부세액에서 매입세액으로 공제받을 수 있고(부가가치세법 시행령 제71조의2 제13항), 이러한 사실에 기초하여 약국은 인테리어 금액에 대하여 감가상각을 통해서 약국 경비로 인정받을 수 있다.

18

약국 건물 구입을 통한 약국 개국

약국 건물을 구입하여 개국하는 경우에는 대규모의 자금이 소요되고, 계약 과정에서도 많은 주의가 요구된다.

자금출처 조사 가능성 대비

건물을 구입하는 경우 가장 우선적으로 고려해야 하는 부분은 건물 구입 후 추후 세무서로부터 건물 구입자금에 대한 소명을 요구받을 때 소명이 적극적으로 가능한지 여부를 검토하여야 한다. 먼저 과거에 세무서에 신고된 소득금액이 어느 정도인지를 확인하여야 하고, 신고가 된 상속 또는 증여받은 재산과 현 시세를 고려하여 조달된 자금의 규모, 대출이 있는 경우 대출금의 규모 등을 면밀히 파악하여 건물구입 가격을 입증하여야 한다.

다운계약서의 작성과 세무

약국 건물을 구입하는 경우 대부분 판매자가 갑인 경우가 많아 건물가격보다 낮은 가격으로 계약을 맺을 것을 요구받기도 한다. 최근에는 이러한 관행이 많이 사라지긴 했지만 그래도 간혹 약국 건물 위치가 좋은 경우 이와 같은 제의를 받게 되는 일이 있다. 이때 세무적인 측면에서 어떤 영향이 있을까?

우선 건물취득 시 낮은 가격으로 매입하는 경우, 건물의 취득세와 등록세는 낮게 책정이 된다. 구입가격에 따라 취·등록세가 결정되기 때문이다.

그런데 약국 운영 시에는 낮은 가격으로 구입을 했기 때문에 건물이 낮은 가격으로 장부에 기재되어 추후 감가상각을 통한 비용처리에 있어서 불이익을 받게 된다.

한편, 건물을 매각하는 경우에는 취득가액이 적기 때문에 양도차익이 많이 계상되어 과도한 양도소득세를 부담하여야 한다. 특히 약국 건물이 시간이 가면 갈수록 급격히 가격이 인상되는 경우에는 부담하여야 하는 양도소득세가 매우 크다는 점을 생각한다면, 다운계약서로 인한 매입은 추후 많은 세금을 부담할 수도 있는 것이다.

매매가격의 구분

보통 약국 건물을 매입한다는 것은 약국 건물에 필수적으로 포함되어 있는 토지도 함께 매입하는 경우가 대부분이다. 이때 약국 건물 가격을 계약서에 기재할 때 다음 사항에 주의하여야 한다.

일반적으로 토지와 건물의 가격을 구분하지 않고 일괄적으로 구입한다 하더라도 건물가격과 토지가격을 구분하여 매매계약서에 명시하여야 한다.

토지와 건물의 가격을 어떻게 나누느냐에 따라 세금 차이가 발생한다. 왜냐하면, 토지는 면세이지만 건물은 과세이기 때문에 세무서에서는 이 금액의 구분이 매우 중요하다. 또한 건물은 약국 운영과정에서 감가상각을 통하여 약국경비로 인정받을 수 있는 반면, 토지는 감가상각이라는 것 자체가 없기 때문에 토지와 건물의 구분 금액에 따라 세금에 미치는 영향이 매우 크다고 할 수 있다.

토지와 건물의 가격을 어떻게 구분할 것인가?

토지와 건물의 시세가 어느 정도 형성되어 있어서 객관적으로 구분할 수 있으면 시세에 따라 구분하지만, 시세가 불명확한 경우에는 기준시가를 통해 구분한다. 구입할 때 기준시가 금액을 구분하기가 어려운 경우에는 회계사무실을 통해 구입가격을 문의하는 것도 하나의 방법일 수 있다.

매매계약서에 부가가치세에 대한 언급

상가 건물을 매매하는 경우 필연적으로 발생하는 것이 부가가치세이다. 그렇지만 시장에서 거래되는 대부분은 주택이 가장 많기 때문에 건물을 매매하는 경우에 부가가치세를 부담해야 한다는 사실 자체를 모르는 경우가 많다. 설령 알고 있다 하더라도 계약서의 작성 과정에서 자칫하면 계약서에 언급하는 것을 누락하는 경우가 많이 있다. 부동산 매매계약의 경우 대부분 공인중개사를 통해서 거래하기 때문에 당연히 공인중개사가 작성해준 서류에는 부가가치세에 대한 언급이 있을 것이라고 생각하지만 그렇지 않다. 대부분의 공인중개사도 주택 매매를 하는 경우가 많아 부가가치세에 대한 언급을 누락하는 일이 발생한다.

따라서 매도하는 약국장이나 매입하는 약국장 모두 계약서에 반드시 부가가치세를 누가 부담할 것인지가 언급되어야 한다는 사실을 확인하여 추후 서로 불미스러운 일이 없도록 해야 한다.

부가가치세의 언급은 간단하게 "부가가치세 별도" 또는 "부가가치세 포함"이라는 문구를 통해 누가 부담할 것인지를 명확히 알 수 있다.

이 간단하고 필수적인 문구가 계약과정에서 누락되면 매우 큰 소송에 휩싸일 수가 있다.

19

건물 매매가액 구분 방법

약국 건물을 매매할 때 토지와 건물의 가액의 금액을 반드시 구분하여 계약서에 작성을 해야 한다. 그런데 토지와 건물의 가액을 어떻게 구분해야 할까?

계약서에 금액을 구분하여 표시하지 않는 경우

토지와 건물을 일괄적으로 구매하면서 금액을 구분하지 않을 때는 법에서 정하는 방식에 의하여 금액을 구분한다.

즉, 토지와 건물을 합해서 10억 원에 구매할 때는 예를 들어 건물 5억 원, 토지 5억 원과 같이 금액을 각각 구분해서 계약서에 작성해야 하는데 이를 구분하지 않고 약국 매매대금 10억 원으로만 기재한 경우를 말한다.

따라서 세법에서는 토지와 건물 가액을 구분하여 계약서에 작성하지 않을 때는 감정평가액, 기준시가, 장부가액, 취득금액 등을 기준으로 안분하여 계산하여 토지와 건물 가액을 계산한다.

계약서에 금액을 구분하여 표시하는 경우

원칙적으로 계약서에 구분 기재된 가액으로 한다. 양도가액 또는 취득금액을 실지거래가액에 의하여 산정하면서 토지와 건물을 함께 취득하거나 양도하는 경우 각각의 자산으로 구분하여 금액을 산정하는 경우 즉, 매매계약서상에 토지 가액과 건물 가액으로 구분 표시하면 그 금액을 각각의 실제거래가액으로 본다.

하지만, 계약서에 구분하여 표시된 건물 가액과 토지 가액이 기준시가 등에 의해 안분한 법정 금액과의 차이가 30% 이상 날 때는 임의로 구분하여 기재된 가액은 인정받지 못한다.

따라서 토지와 건물 등을 동시에 취득하거나 양도할 때는 그 토지와 건물 등을 구분하여 기재한 가액이 감정가액, 기준시가 등으로 안분 계산한 가액과 30% 이상 차이가 날 때는 토지와 건물의 구분이 불분명한 경우로 보고 위의 1)과 같이 감정가액, 기준시가, 장부가액 등을 기준으로 안분계산한 가액을 실제 가액으로 보고 있다.

예를 들어 다음의 경우에 건물의 가액을 국세청에서 얼마로 보는지 한번 살펴보기로 하자.

1) 계약서상의 실지거래가액(구분된 가액)
- 총 약국 매매대금: 10억 원(부가세 제외)
- 건물 가액: 3억 원
- 토지 가액: 7억 원

2) 당해 약국 부동산의 기준시가
- 건물: 2억 원
- 토지: 2억 원

① 기준시가로 안분계산한 건물의 공급가액
=10억 원×2억 원÷(2억 원+2억 원)=5억 원

② 5억 원의 ±30% 범위 내면 실지거래가액으로 인정받게 된다.
세법상 인정 받을 수 있는 실거래 가액
: 3.5억 원에서 6.5억 원인 경우 인정 받을 수 있다.

③ 계약서에 기재된 3억 원은 3.5억 원과 6억 원을 벗어난 계약이므로 실지거래가액으로 인정받지 못하고 건물의 공급가액은 기준시가로 안분계산한 5억 원을 건물의 가액으로 본다.

건물과 토지를 일괄하여 취득, 양도할 때는 금액 구분이 정확한지 확인 과정을 거쳐야 한다.

과거에는 토지와 건물의 구분만 되어 있으면 인정했지만, 2022년부터는 위에서 언급한 바와 같이 기준시가 등에 따라서 안분한 금액과 30% 이상 차이가 날 때는 인정받을 수 없으므로 회계사무실을 통하여 이를 확인하는 과정을 반드시 거쳐야 한다.

20

약국 건물 구입과 부가가치세 환급

약국을 임차하여 개국하는 경우에는 높은 전세보증금과 월세, 그리고 권리금 보호 문제 등으로 개국약사에게 많은 부담으로 다가온다. 약국을 분양받아서 개국하는 약사도 부담감에서 벗어날 수 없기는 마찬가지이다. 하지만 임차보다 상당한 금액이 소요된다는 부담에도 불구하고 약국임대로 인하여 재계약에 대한 불안감을 해소할 수 있어서 약국 분양을 통하여 개국하는 경우를 선호하는 약사도 많이 있다.

메디컬 건물이나 대형병원 앞 약국 자리를 분양받는 목적은 직접개국을 목적으로 하거나 임대수익을 목적으로 하는 두 가지 형태로 볼 수 있다.

약국을 분양받아서 개국하는 경우든 임대를 하고자 하는 경우든, 분양가액이 워낙 고액이기 때문에 세무문제에 관하여 관심을 가지지 않을 수 없다. 그중 대표적인 것이 분양받은 건물에 대하여 발생하는 부가가치세 환급에 대한 부분이다.

약국 분양을 받는 경우 총분양가액은 토지분 분양가액과 건물분 분양가액으로 구성되며, 토지분 분양가액에는 부가가치세가 별도로 없으나 건물분 분양가액에는 건물분양가액의 10%에 해당하는 부가가치세가 별도로 구성되어 있다.

총분양가 = 토지가액 + 건물가액 + 부가가치세(= 건물가액의 10%)

이렇게 건물분에 별도로 구성된 부가가치세는 일반적으로 전액 환급을 받을 수 있다. 위에서 임대수익을 목적으로 건물을 분양받은 경우는 전액 부가가치세를 환급받을 수 있다.

하지만 약국으로 사업자등록을 할 때는 약국의 매약 매출액과 조제 매출액을 합한 총매출액에서 매약 매출액의 비율만큼만 환급받을 수 있다. 약국의 경우에는 부가세법상 과세·면세 겸업 사업자이므로, 총매출액에서 과세사업인 매약 매출액의 비율만큼만 환급받을 수 있고 조제 매출액 비율만큼은 환급받을 수 없다.

약국과 같이 과세·면세 겸업 사업자가 상가를 분양받은 후 건물분에 대한 부가세 환급액은 완공 후 약국 총매출액 중 과세 매출액인 매약 매출액 비율만큼 공제·환급을 받을 수 있다. 반면 면세 매출액인 처방 조제 매출액 비율만큼은 공제·환급받을 수 없다.

21

약국 건물 구입 명의를 누구로 할 것인지 여부

약국 건물을 구입하여 개국하는 경우, 대부분 약국장의 명의로 구입하여 개국을 한다. 건물을 구입하여 약국을 개국하는 경우에는 약국장 본인의 명의로 건물을 구입하는 것 외에도 배우자 명의로 건물을 구입하여 약국을 임차하여 개국하는 경우도 있고, 배우자와 공동명의로 구입하여 약국을 개국할 수도 있다. 이들 각각의 경우에 어떤 장단점이 있는지 살펴보기로 한다.

약사가 직접 분양을 받아 약국을 개국하는 경우

1. 장점

건물을 구매하여 약국을 운영하는 경우, 건물가액에 대하여 건물구조에 따라서 20년 혹은 40년에 걸쳐서 감가상각을 통하여 경비처리를 할 수 있다. 따라서 소득세 절세효과를 볼 수 있다.

2. 단점

부가가치세 환급에 있어서 건물분 부가가치세는 전액 환급이 아니라, 과세기간 총매출 중 매약 매출에 해당하는 비율만 환급을 받을 수 있다.

단순하게 예를 들자면, 건물분 부가가치세액이 3천만 원이고 약국의 매약 매출 비율이 10% 정도 된다면 300만 원만 환급받을 수 있다.

3. 유의점

감가상각을 통해 경비처리를 하는 경우 추후 건물을 양도할 때 세금납부 문제가 발생할 수 있음에 유의하여야 한다. 건물을 양도하는 경우 양도소득세를 매기게 되는데, 감가상각한 부분만큼 양도소득세 경비로 인정되지 않아 종합소득세 신고 시 경비처리를 통하여 절세된 세금을 전액 낼 수도 있다.

그래서 약국에 따라서는 아예 감가상각을 하지 않는 경우도 많다.

배우자 또는 가족 명의로 약국을 분양받은 후 임차하여 사용하는 경우

1. 장점

① 건물을 분양받은 배우자는 임대사업자에 해당하기 때문에 건물을 구매할 때 부담한 부가가치세 전액을 환급받을 수 있다.

② 약국의 경우 임차비용이 발생하기 때문에 임차비용에 대하여 종합소득세 절세효과가 있다. 배우자도 감가상각하는 경우에 추후 양도소득세를 통하여 과세할 수 있다. 하지만 배우자가 소득이 없는 경우 또는 낮은 경우에는 감가상각하지 않더라도 약국장의 최고세율로 적용되는 것보다 세 부담이 높지 않아 절세에 유리하다 할 수 있다.

2. 단점

① 배우자의 소득이 높아 이미 최고세율이 적용되고 있는 경우에는 위의 장점 ②항목의 종합소득세 절세효과를 누릴 수 없다.

② 소득이 높지 않은 배우자 명의로 구매하는 경우, 자금출처조사 및 증여세 문제가 발생할 수 있다.

③ 약국 입장에서 매년 지불하는 임차료에 대하여 부과되는 부가가치세에 대하여 매약 비율에 해당하는 금액만이 환급되어 전액 환급이 발생하지 않는다는 문제점이 있다.

3. 유의점

① 배우자의 경우 10년간 증여액이 6억 원까지는 증여세 과세문제가 발생하지 않기 때문에 은행차입금, 배우자의 소득신고금액 등을 고려하여 추후 증여세 세금 문제가 발생하지 않도록 하여야 한다.

② 배우자나 가족 명의로 구매하여 임차하는 경우, 특수관계자 간의 임대차 관계가 성립하기 때문에 임차료 책정에 있어서 유의하여야 한다. 특수관계자가 아닌 제삼자에게 임차하였을 경우 임대료에 해당하는 적정임대료를 책정하는 것이 무엇보다 중요하다 할 수 있다.

부부 공동명의로 약국을 분양받은 후 임차하여 사용하는 경우

배우자와 공동명의로 부동산을 등기하는 경우, 부부 공동명의로 부동산임대사업자 등록을 하여야 한다. 부가가치세법에서는 공동사업자(부동산임대업-부부)와 단독사업자(약국-약사)는 서로 다른 실체로 보고 있으므로, 약국과는 다른 사업자등록을 하여야 한다. 따라서 약사가 부부 공동명의로 부동산임대사업자를 내는 경우, 약국과는 다른 별도의 사업체를 가지고 있는 것으로 본다.

1. 형식

부동산임대업인 부부공동사업장에서 약국사업장으로 임대료에 대하여 세금계산서를 발행하는 방식을 통해 부동산임대업은 임대료를 수입으로 인식하고 약국은 임차료를 비용으로 인식한다. 이후 각각의 부동산(공동) 지분비율에 따라 소득금액을 나누고 약사의 부동산 임대소득은 약국의 사업소득과 합산하여 과세하고 배우자의 부동산 임대소득은 별도로 과세하는 방식이다.

2. 장점

① 건물을 분양받은 공동사업자(약사+배우자)는 임대사업자에 해당하기 때문에 건물을 구매할 때 부담한 부가가치세 전액을 환급받을 수 있다.

② 약국의 경우 임차비용이 발생하기 때문에 임차비용에 대하여 종합소득세 절세효과가 있다.

한편, 공동사업자(약사+배우자)가 감가상각을 하는 경우에 추후 양도소득세를 통하여 감가상각을 한 금액에 대하여 과세될 수 있다. 하지만 배우자가 소득이 없는 경우 또는 낮은 경우에는 감가상각하지 않더라도 배우자의 지분율에 해당하는 금액은 절세에 유리하다. 왜냐하면 약국장의 최고세율로 적용되는 것보다 세 부담이 높지 않아 절세에 유리하기 때문이다.

③ 약국 건물을 양도하는 경우에는 양도소득 기본공제 적용 시 더 많은 금액을 공제받을 수 있고, 양도소득금액 또한 분산되므로 양도소득세 절감효과가 발생하여 단독으로 구입하여 양도하는 경우보다 훨씬 절세에 유리하다.

④ 상속세 절세효과 면에서도 단독명의보다는 공동명의가 절세에 유리하다.

단독명의로 약국을 등기한 경우에는 배우자가 사망한다면 해당 약국의 100% 지분에 대해 상속세가 부과되지만, 부부가 5 대 5

의 지분비율로 지분을 설정해 공동명의로 등기한 경우에 배우자 어느 한쪽이 사망한다면 사망한 배우자의 지분인 50%에 대해서만 상속세가 부과된다.

3. 단점

① 배우자의 소득이 높아 이미 최고세율이 적용되고 있는 경우에는 위의 장점 ②항목의 종합소득세 절세효과를 누릴 수 없다.

② 소득이 높지 않은 배우자의 경우에는 배우자 명의에 해당하는 지분금액에 대하여 자금출처조사 및 증여세 문제가 발생할 수 있다.

③ 약국 입장에서 매년 지불하는 임차료에 대하여 부과되는 부가가치세에 대하여 매약 비율에 해당하는 금액만이 환급되어 전액 환급이 발생하지 않는다는 문제점이 있다.

4. 유의점

① 배우자의 경우 10년간 증여액이 6억 원까지는 증여세 과세 문제가 발생하지 않기 때문에 은행차입금, 배우자의 소득신고금액 등을 고려하여 추후 증여세 세금 문제가 발생하지 않도록 하여야 한다.

② 부부 공동명의로 구매하여 임차하는 경우 특수관계자 간의 임대차 관계가 성립하기 때문에 임차료 책정에 있어서 유의하여야 한다.

부동산 구입 명의에 따른 세금 효과

구분	공동명의	배우자 명의	약사 명의
구입 시 부담한 부가가치세	전액 환급	전액 환급	일부(매약 비율)만 환급
임차료 지급 시 부담하는 부가가치세	일부(매약 비율)만 환급	일부(매약 비율)만 환급	-
약국 경비처리	임차료 지급	임차료 지급	감가상각비
임대소득 과세	일부(배우자 지분)만 절세에 유리	절세에 유리	-
양도소득세 & 상속세	절세에 유리	-	-
유의점	- 증여세 문제 사전점검 - 임대료 책정 수준에 유의		양도 시 감가상각비 절세효과는 양도소득세 과세로 전액 추징

부가가치세 환급과 관련한 기타 문제

부가가치세 환급을 받기 위해서는 세금계산서를 발급받아야 하므로, 구매 시점 이전에 될 수 있으면 사업자등록증을 발급받는 것이 좋다.

사업자등록증을 잔금지급 시점 이전에 발급받을 수 없는 부득이한 경우에는 사업자등록 전 매입이라도 공급 시기가 속하는 과세기간이 끝난 후 20일 이내에 등록을 신청한 경우 등록신청일로부터 공급 시기가 속하는 과세기간 기산일까지 역산한 기간 내의 것은 공제를 받을 수 있다. 이 경우에는 사업자등록번호가 아닌 주민등록번호로 작성되어도 공제받을 수 있다.

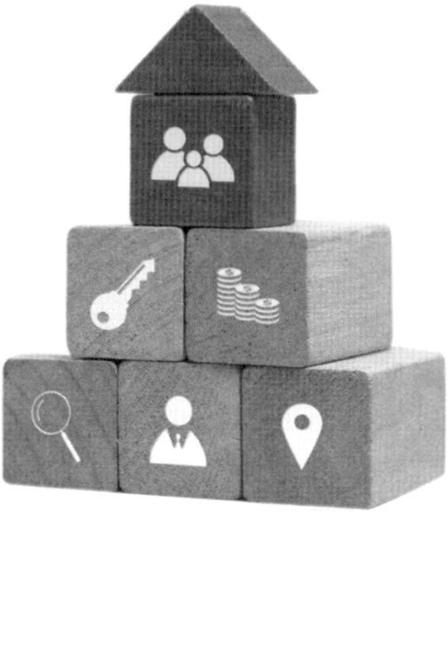

PART

2

약국의 직원관리

01

직원채용과 4대 보험

약국에서 직원을 채용하는 경우, 약국 경비로 인정받기 위해서는 세무서에 직원채용의 급여지급내용을 신고하여야 한다. 동시에 직원의 채용형태(근무일수, 근무시간 등)에 맞게 국민연금, 건강보험, 고용보험과 산재보험에 가입하여야 한다.

일단 직원을 1명이라도 고용하게 된다면 당연가입사업장이 되어서 건강보험은 14일 이내, 국민연금, 고용보험, 산재보험은 **사유가 발생한 날의 다음 달 15일** 이내 4대 보험 공단에 사업장성립신고와 취득신고를 해야 한다.

한편, 약국을 개국할 때는 사업장가입신고와 약국장 및 종업원에 대해 자격취득신고를 일반적으로 동시에 신고하여 매월 보험료를 내게 된다.

일반적으로 국민연금은 고용 기간이 월 8일 이상이거나 월 60시간 이상 근무하거나 월 소득 220만 원 이상이면 가입 대상자로 보고 있고, 건강보험은 고용 기간이 1개월 이상이면서 월 60시간 이상 근무시 가입대상이 된다. 고용보험과 산재보험은 당연가입대상으로 근무하는 경우 모두가 가입대상이지만, 약국장의 동거친족은 가입대상에서 제외하고 있다. 나이를 기준으로 본다면 국민연금은 만 60세 이상, 고용보험은 만 65세 이상은 실업급여 부문에 대해 가입대상이 아니며, 건강보험과 산재보험은 나이와 무관하게 모두 가입대상에 해당한다고 할 수 있다.

국민연금의 경우 정산을 하지 않기 때문에 전년도 급여인상에 의한 추가 보험료 납부를 하지 않지만, 건강·고용·산재보험의 경우에는 직전 1년간의 소득신고를 하고 나면 정산과정을 통하여 적게 냈다면 추가로 납부를 해야 하고, 많이 냈다면 환급을 받게 되는 구조로 되어 있다.

따라서 약국 직원의 경우 3월 연말정산한 금액을 기준으로, 약국장의 경우에는 5월 종합소득세 신고금액(성실확인대상의 경우 6월)을 바탕으로 6월분(성실확인대상의 경우 7월분) 보험료의 정산이 이루어지고 있다. 한편, 국민연금은 전년도 분의 정산이 없고 매년 7월에 국민연금이 변경되어 새롭게 고지된다.

보험료 부담은 원칙적으로 약국과 직원이 1/2씩 부담하나, 고용보험 중 고용안정사업과 직업능력개발사업에 대해서는 약국이, 산재보험료는 전액을 약국이 부담하게 된다.

종류		국민연금	건강보험		고용보험	산재보험
			건강보험료	요양보험료		
부담률	합계	9.5%	7.19%	건강보험료의 13.14%	2.05%	0.96%
	약국	4.75%	3.595%	건강보험료의 13.14%	1.15%	0.96%
	직원	4.75%	3.595%	건강보험료의 13.14%	0.9%	없음

〈2026년 기준〉

약국에서 직원의 입사와 퇴사가 발생하는 경우 법정신고기한 내 신고를 하여 불필요한 과태료가 지출되지 않도록 하는 것이 중요하다.

02

갑근세 신고와 4대 보험 신고

약국 직원의 인건비 신고를 인정받기 위해서 매달 국세청에 급여 지급내용을 신고하여야 한다. 인건비 신고는 크게 국세청에 신고하는 경우와 4대 보험 공단에 신고하는 경우로 나누어 볼 수 있다.

국세청에 신고하는 것을 '갑근세' 신고라고 한다. 갑근세라는 것은 약국장이 약국 직원을 고용하는 경우 약국 직원에게 급여를 지급할 때 이에 대한 소득세를 원천징수하여 약국장이 세무서에 납부하는 세금이다. 이는 차후에 연말정산 과정을 거쳐 약국 직원에 대한 소득세가 완결되게 된다.

국세청에는 매월 10일에 직전 달에 직원들에게 지급한 급여 내용을 신고하여야 하며, 직원들에게 지급하면서 원천징수한 세금을 내야 하는 날이다.

다만, 직전연도 상시 고용인원이 20인 이하인 약국의 경우는 매월 10일 신고를 하지 않고 반기별로 신고할 수 있다.

즉, 직전연도 상시 고용인원이 20인 이하인 원천징수의무자인 약국으로서 원천징수 담당 세무서장으로부터 원천징수 대상 소득에 대한 원천징수세액을 반기별로 낼 수 있도록 승인을 얻거나 국세청장이 정하는 바에 따라 지정을 받은 자(5인 이하)는 반기별로 신고할 수 있다.

하지만 신규의 경우에는 반드시 원천징수한 소득세를 그 징수일이 속하는 달의 다음 달 10일까지 원천징수 담당 세무서에 납부하여야 한다.

직원이 입사하는 경우 건강보험은 입사일로부터 14일 이내에 신고하여야 하며, 국민연금 및 고용보험과 산재보험은 입사나 퇴사 사유가 발생한 날의 다음 달 15일까지 신고하여야 한다. 기존 직원의 이름이 개명되는 등 직원의 정보가 변경되는 경우에도 변경 내용을 사유 발생일로부터 15일 이내에 신고하여야 보험료의 이중청구 등의 불이익을 방지할 수 있다.

한편, 일용직을 고용하는 경우 지급한 날의 다음 달 15일까지 지급 내용을 신고하여야 한다. 일용직에 대한 지급명세서에는 일용근로자의 성명과 주민등록번호, 근무일수, 지급금액 등을 세무서에 제출하여야 한다.

이러한 일용직에 대한 지급내용을 다음 달 15일까지 근로복지공단에 일용근로자에 대한 근로내용확인신고를 지연 또는 수정 신고할 경우, 1차는 5만 원에서 누적된 회차에 따라 최대 300만 원의 과태료가 부과된다.

간혹, 정규직 급여신고를 반기별로 신고하는 약국의 경우 일용직 신고의 경우는 반기별 신고가 아니므로 신고 기한 내 신고를 하지 않고 정규직 신고를 할 때 회계사무실에 지급내용을 통보하여 과태료를 물게 되는 경우가 종종 발생하게 된다. 따라서 일용직은 반기별 신고가 아닌 근무한 달의 다음 달 15일까지임을 숙지하여 불이익을 당하지 않도록 하여야 한다.

이러한 이유로 정규직 급여신고나 일용직 급여신고는 사실상 지급월이 다음 달 10일까지 약국은 급여지급내용을 회계사무실에 매월 통보해주고, 회계사무실은 반기별 신고를 하도록 하는 것이 실수나 누락을 줄일 수 있는 방법이다.

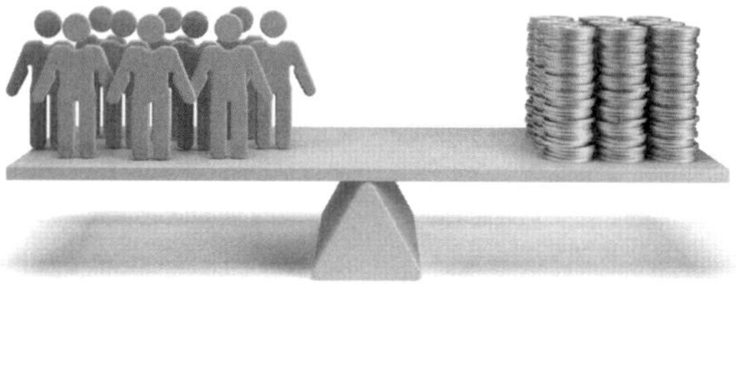

03

약국의 인건비 형태

인건비란 약국에서 직원에게 지급되는 급여, 상여금, 퇴직금을 말하는데 지급형태와 방법 그리고 지급 시기와 관계없이 근로의 제공 대가로 지급되는 모든 비용을 말한다. 이러한 인건비는 봉급, 급여, 보수, 임금, 상여금, 퇴직금 등 이와 유사한 성질의 급여를 총칭한다고 할 수 있다.

인건비는 그 지급방법과 관계없다고 했는데 이는 현금으로 지급하든 현물로 지급을 하든 또는 다른 형태, 즉 부채의 대신 상환 등도 포함된다.

급여는 약국과 개인 간의 개별적인 근로 계약체결로 지급되는 것이므로, 기간의 경과 또는 업무의 성과에 따라 약국에서는 지급의무가 발생하므로 현금 등의 지급 여부와 관계없이 비용으로 처리할 수 있다. 일용직 또는 아르바이트생에게 지급되는 것은 '잡급'이라는 항목으로 비용처리를 한다.

이러한 인건비는 세무상 경비로 처리될 수 있다.

급여지급 시 원천징수하고 이를 세무서에 제출하고 다음에 연말정산을 하여 세무서에 지급 조서를 제출해야 약국 경비로 인정을 받을 수 있다.

> 원천징수란,
> 종업원 등 소득자에게 각종 소득을 지급할 때 소득자가 내야 할 세금에 대하여 소득을 지급하는 자가 미리 징수하여 국가에 대신 내는 제도를 말한다.

다만, 일용직 또는 아르바이트에 대하여는 연말정산을 하지 않고 원천징수만 하면 된다. 일용직의 경우 세 부담 측면에서 매우 낮게 과세가 되고 있다.

> 일용직 소득세 = (일당 − 15만 원) × 6% × (1 − 55%)

따라서 하루 이틀 정도만 약사를 고용하는 경우 지급되는 일당(금액)이 많지만, 세금은 많지 않아 반드시 경비처리를 하는 것이 좋다. 이러한 습관을 통해 경비가 항상 부족한 약국장으로서 매우 유용하게 약국의 세금을 절세할 수 있다.

> 일용직이란,
> 근로를 제공한 날 또는 시간에 따라 근로 대가를 계산하거나 근로성과에 따라 급여를 계산하여 받는 자로서, 근로계약에 따라 같은 고용주에게 3개월 이상 계속하여 고용되어 있지 않은 자를 말한다.

인건비는 실질적인 봉급, 급여, 보수, 임금, 상여금, 퇴직금 등 이와 유사한 성질의 급여를 총칭한다고 했는데, 다음의 것도 종업원의 급여나 인건비에 포함해야 한다.

① 종업원이 받는 공로금, 위로금, 개업 축하금, 학자금, 장학금, 종업원의 자녀가 받는 학자금, 장학금 등을 포함한다.
② 주택을 받음으로써 얻는 이익
③ 무상으로 종업원의 주택구매 또는 임차에 드는 자금을 받음으로써 생기는 이익
④ 각종 수당 및 여비 명목으로 받는 정액 급여
⑤ 약국장이 대신 부담해주는 4대 보험료 등
⑥ 종업원의 출산 또는 양육 지원을 위해 해당 종업원에게 공통적으로 적용되는 지급기준에 따라 지급하는 금액

특히 약국에서는 종업원이 내야 하는 4대 보험을 대신 부담하는 경우가 많다. 이러한 4대 보험 역시 급여에 해당하므로, 실제로 지급하는 급여보다 높게 신고를 하여야 한다.

그리고 다음의 경우에는 인건비에 해당하지만, 해당 종업원에게 근로소득세가 부과되지 않으므로 약국장이나 근무하는 종업원 모두에게 절세의 측면에서 활용될 수 있다.

⑥ 종업원이 약국으로부터 받는 종업원 본인의 학자금

이는 약국의 업무와 관련해야 하고, 교육 기간이 6개월 이상이면 교육훈련 후 당해 교육 기간을 초과하여 근무하지 않은 때에는 받은 금액을 반납할 조건으로 하여 받는 것이어야 한다.

약국에서 근무약사를 채용한 경우, 근무약사에게 약학 관련 대학원 학비를 지급하는 상황에 해당한다고 볼 수 있다.

⑦ 종업원이 약국으로부터 받은 식사
이때, 돈으로 받을 때는 월 20만 원까지만 비과세로 적용된다.
만약, 현물과 식비를 동시에 제공하는 경우 식비는 전액 과세된다.

⑧ 약국 직원 또는 그 배우자의 해당 과세기간 개시일을 기준으로 6세 이하(해당 과세기간 개시일 기준으로 판단)인 자녀의 보육과 관련하여 사용자로부터 지급받는 급여로서 월 20만 원 이내의 금액

⑨ 약국 직원(사용자와 대통령령으로 정하는 특수관계에 있는 자는 제외한다) 또는 그 배우자의 출산과 관련하여 자녀의 출생일 이후 2년 이내에 사용자로부터 대통령령으로 정하는 바에 따라 최대 두 차례에 걸쳐 지급받는 급여 전액

⑩ 종업원에게 제공한 사택의 이익

⑪ 약국종업원이 주택 구입과 임차 자금을 저리 또는 무상으로 대여받는 경우

04

약국의 인건비 신고는 필수

A 약사: 약국에서 직원을 고용하는 경우 직원에 대한 인건비 신고를 반드시 해야 할까요?

B 약사: 당연히 종합소득세가 줄어드니 신고해야 합니다.

A 약사: 그렇게 되면 4대 보험이 증가하여 약국에 너무 부담되지 않나요?

과연 A 약사는 약국 직원의 4대 보험을 신고해야 할까?

이럴 때 4대 보험 증가액과 세금이 줄어드는 효과를 분석하여 직원 신고를 해야 하지 않느냐라고 생각할 수 있다.

하지만 그렇지 않다.

4대 보험은 직원신고를 하든 하지 않든 차이가 거의 없다고 할 수 있다. 왜냐하면, 4대 보험은 소득을 기준으로 부과되기 때문이다. 이 경우 부담되는 4대 보험은 차이가 거의 없고 소득세가 절세되기 때문에, 무조건 인건비 신고를 하는 것이 유리하다 할 수 있다.

약국의 소득이 2억 원이고, 직원 1명의 인건비가 2천만 원이라고 가정하자.

직원 인건비 신고를 하는 경우와 하지 않는 경우를 비교하여 4대 보험 부과액을 분석하여 보자.

4대 보험은 기본적으로 소득금액을 기준으로 부과한다.

인건비 신고를 하는 경우

① 직원 인건비 신고를 할 때 약국의 소득금액 2억 원이 1억 8천 만 원으로 줄어들게 되고, 약국의 4대 보험 부과금액이 줄어들게 된다.

② 반면, 직원의 급여신고로 인하여 직원의 소득이 2천만 원으로 증가하게 된다. 따라서 직원의 4대 보험이 증가하게 된다.

③ 따라서 약국의 소득이 2천만 원이 줄어들지만, 직원의 소득이 2천만 원이 늘어나게 되는 것이다.

④ 즉, 4대 보험 기준이 되는 소득금액은 2억 원으로 같게 된다.

⑤ 약국의 4대 보험이 줄어드는 반면 직원의 4대 보험이 늘어나게 되어, 결국 4대 보험 부담액은 같게 되는 것이다.

인건비 신고를 하지 않는 경우

직원 인건비 신고를 하지 않을 때 약국의 소득금액이 줄어들지 않고, 2억 원에 대하여 4대 보험이 부과되게 된다.

구분	직원 인건비 신고하는 경우	직원 인건비 신고하지 않는 경우
약국의 소득금액	2억 원-2천만 원=1억 8천만 원	2억 원
직원의 급여소득	2천만 원	-
4대 보험 부과기준 소득금액	2억 원	2억 원

위의 표에서 알 수 있듯이 직원의 인건비 신고를 하든 하지 않든 관계없이 4대 보험 납부금액은 차이가 거의 없다.

하지만 직원 급여 신고를 하는 경우 소득세가 절세되기 때문에, 직원의 인건비 신고를 하는 것이 무조건 유리하다고 할 수 있다.

또한, 직원의 인건비 신고를 할 때 일정 금액 이하 정부가 부담하는 두루누리 사회보험 제도를 활용한다면 위의 표에서보다 직원 인건비 신고를 할 때 4대 보험은 더 줄어들게 된다.

물론, 국민연금 상한액의 차이를 반영하거나 직원의 4대 보험을 약국과 직원이 각자의 부담부분으로 나누어 분석하더라도 분석의 큰 틀이 바뀌지는 않는다.

따라서 될 수 있으면 직원 인건비 신고는 하는 것이 유리하므로, 직원에게 지출되는 상여금을 포함한 모든 인건비를 빠짐없이 신고하는 것이 절세에 있어서 매우 중요하다 할 수 있다.

05

가족 인건비의 신고

약국에서는 가족이 같이 일하는 경우가 많다. 부부가 같이 일하거나 친인척이 함께 일하는 경우가 그렇다. 최근 인건비의 부담이 크고 사람 관리의 어려움이 있다 보니, 가족이 사업장에 나와서 일을 하는 경우가 많다.

약국이 영세할수록 사람을 고용한다는 것이 적지 않은 부담이 되고, 반면 큰 약국일 경우에는 직원이 많다 보니 믿고 맡길 수 있는 가족이 필요하다고 느끼는 경우가 많다.

이렇게 가족과 같이 일하게 되면 최저임금으로 인한 경비 부담에서 벗어날 수 있고, 가족 또한 인건비 처리를 통한 경비인정이 가능하다는 장점이 있다.

가족이라 할지라도 실제로 근무를 하였다면 당연히 비용으로 인정받을 수 있음은 물론이다. 한편, 가족의 경우에 있어서 급여로 신고하여 인건비로 처리한다는 것은 근로자로 본다는 것이다. 따라서 가족을 근로자로 보는 경우 약국장으로서는 4대 보험 가입의 의무가 있다는 것이다.

하지만, 동거가족의 경우에는 빈번한 허위신고로, 실업급여를 받을 수 있는 고용보험과 사업장에서 사고가 일어나 산재처리를 받을 수 있는 산재보험은 가입하지 않아도 된다. 하지만 약국에서 고용보험과 산재보험 가입을 희망하는 경우 가입은 가능하지만, 공단에서 별도의 승인을 받아야 가능하다. 국민연금과 건강보험은 반드시 가입해야 한다.

일부 사업장에서 실제 근무하지 않은 가족의 인건비를 경비처리 하거나 다른 사람보다 많은 금액을 인건비 신고로 경비처리 하는 등 가족의 인건비를 악용하는 경우가 많아 세무조사의 경우에 있어서 철저히 검증하게 된다.

가족의 인건비와 관련하여 다음에 유의하여야 한다.

가족의 인건비를 지급하는 경우 반드시 계좌이체를 하여야 한다

인건비 지급은 세법에서 사업용 계좌를 반드시 사용하여야 한다. 그런데 가족의 경우는 급여를 사업용 계좌로 이체하는 것이 아니라 현금으로 지급하거나 불확정적 금액으로 지급하는 경우가 많다. 하지만 가족이기 때문에 더욱더 사업용 계좌로 이체를 통해서 급여지급 사실을 확실히 하여야 한다.

또한, 지급금액 역시 매달 일정한 금액을 지급하여야 한다. 급여라는 것은 일정 금액을 고정적으로 지급하는 것이기 때문이다. 사업주가 주고 싶을 때 마음대로 주는 것은 급여가 아니기 때문이다.

지급금액의 수준이 일반 직원과 비교하여 타당성이 있어야 한다

가족이기 때문에 다른 사람보다 과다하게 지급한다거나 하여서는 안 된다. 과다지급의 기준은 다른 직원들의 급여 수준, 업무 내용, 직급 등으로 고려해 보았을 때 과다한 수준일 경우를 말한다.

가족은 세법상 특수관계자로 본다. 세법은 특수관계자에게 과다 급여지급을 규제하고 있으므로, 일반 직원과 비교하여 급여지급 수준의 타당성이 있어야 한다.

실제로 근무하여야 한다

약국에서는 실제로 가족이 같이 근무하는 경우가 많다. 하지만 실제로 근무하였는지 아니면 근무를 하지 않고 급여신고를 하였는지를 증명하기는 쉽지 않다. 하지만 세무조사나 해명자료를 받는 경우, 약국에서 실제로 근무하는지에 대하여 증명을 하여야 하는 일차적인 책임이 있다.

세무서에서는 가족의 급여에 대하여 실제 근무 여부와 근로기준법상 상근성, 계속성, 종속성을 확인하여야 하기 때문에 업무일지나 출근기록부, 업무 시 결재서류, 업무지침 등을 요구하기도 한다.

CCTV의 경우 저장보관 기간이 2달 남짓 되기 때문에 큰 의미가 없다. 세무서에서의 소명이나 조사 등의 문제가 발생하는 경우는 5년 이내에는 언제든지 문제가 될 수 있으므로, 2달 남짓 보관 기간은 큰 의미가 없기 때문이다.

대부분의 약국에서는 도난방지 등을 위하여 경비시스템을 도입하여 지문인식으로 약국을 개폐하는 시스템을 갖추고 있다. 최근에는 이러한 경비시스템에서 출퇴근 기록부의 자동작성을 지원하고 있다. 따라서 가족의 경우 이러한 방법을 통해 출퇴근 기록부 작성 등을 함으로써 최소한 가족이 근무하였다는 증거는 남겨 두어야 한다.

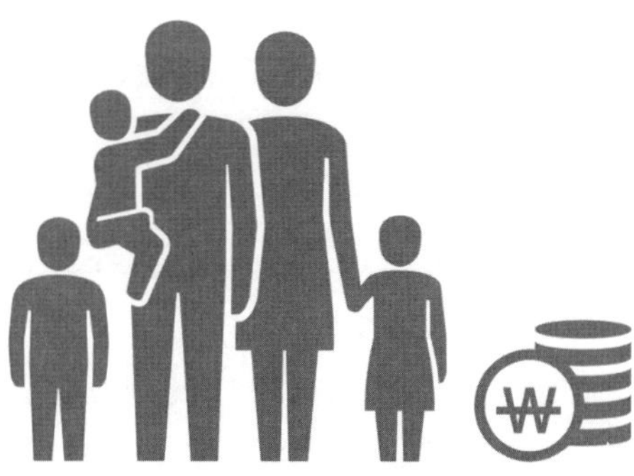

06

근무약사 급여 지급방식에 따른 유불리

약국가에서는 근무약사나 약국 직원의 급여를 지급하면서 세금과 4대 보험을 약국에서 전적으로 책임(부담)지고, 근무약사에게는 매월 일정한 금액을 지급하는 것이 관행처럼 이루어지고 있다.

즉, 4대 보험이나 세금이 많고 적음과 관계없이 모든 부담을 약국에서 부담하고, 근무약사는 세금이나 4대 보험과 관계없이 일정한 금액을 받는 방식을 말한다. 이른바 '순액'지급방식 또는 '네트급여'방식이라 할 수 있다.

반면, 총 세전 연봉 금액을 정해놓고 세금과 4대 보험을 지급하는 방식을 '총액지급방식' 또는 '총급여방식'이라 할 수 있다.

우선 네트 지급방식으로 지급을 하는 경우 4대 보험료가 줄어드는 이점이 있는 듯 보이지만, 실제로는 약국장의 4대 보험이 늘어나게 되어 4대 보험이 줄어드는 효과가 거의 없을뿐더러 절세효과를 고려하지 못해서 오히려 손해가 될 수 있음에 유의하여야 한다.

세전 금액과 세후금액에 대한 개념을 정립해야 한다.

세후금액으로 근무약사에게 급여를 지급하는 경우 대부분의 약국장은 실제 근무약사에게 지급되는 금액만을 근무약사의 급여로 생각하는 경우가 많다.

그러나 근무약사의 급여는 근무약사에게 지급하는 세후금액 뿐만 아니라 약국장이 부담하는 4대보험이나 세금역시 근무약사의 급여에 해당한다.

따라서 원칙적인 방법은 세후 지급되는 금액을 근무약사에 지급하는 4대보험이나 세금을 포함된 금액으로 환산하여 계산된 세전금액으로 세무서에 급여신고를 하는 것이다.

그렇게 되면 근무약사에게 지급되는 세후 금액보다 세전금액이 더 많게 되어 덩달아서 4대보험금액이나 세금이 더 늘어나게 된다. 이러한 현상 때문에 간혹 약국에서는 근무약사에게 지급되는 세후금액만을 근무약사의 급여로 신고하는 경우도 있다.

근무약사에게 지급한 세후 금액에 대하여만 근무약사의 급여로 세금신고를 하게 된다면 약국에서 부담하는 4대보험이나 세금에 대하여는 실제로 지급하였음에도 약국의 경비로 처리할 수 없는 문제가 생길 수 있다.

결국 당해 약국은 경비를 추가로 지출했음에도 이에 대한 절세효과를 누릴 수 없게 된다.

퇴직금 지급은 세전 금액을 기준으로 지급된다.

네트 금액으로 지급하였다 하더라도 추후 근무 약사에게 퇴직금을 지급하는 경우 문제가 발생할 수 있다. 퇴직금의 지급은 총급여금액에 해당하는 금액으로 지급하여야 함에 유의하여야 한다. 퇴직금의 지급은 세무서에 신고가 얼마가 되었느냐가 아니라 실제로 얼마를 세전 금액으로 받았느냐에 따라 결정되기 때문이다. 약국에서는 세후지급 금액을 급여로 신고하게 되면 절세효과도 누리지 못하면서 추가로 더 많은 퇴직금을 부담하게 되는 것이다.

매달 근로자의 실수령액에 대한 근로소득세 등을 대납하기로 한 경우 사용자가 대납하기로 한 근로소득세 등 상당액은 평균임금 산정의 기초가 되는 임금 총액에 포함되어야 한다.(대법원판례 2016다200200, 2021-06-24)

연말정산과정에서 환급을 받지 못할 수 있다.

연말정산과정에서 근무 약사의 비협조로 환급을 받지 못할 수 있다. 급여에 대한 세금신고는 매월 근로소득세액조견표에 의하여 원천징수하고 연말정산을 통해 세금을 정산한다. 일반적으로 연말정산과정에서는 각종 소득공제 자료 등이 추가로 반영되기 때문에 환급금이 발생하는 경우가 많다. 따라서 근무 약사가 얼마나 적극적으로 연말정산 과정에 참여하느냐에 따라 세금 정산금액(환급금액)이 달라질 수 있다.

연말정산에 관심을 두고 소득공제 등의 신청서류를 적극적으로 제출하는 노력을 통해 환급금액을 높일 수 있다. 하지만 이러한 노력을 한다 하더라도 환급세액이 약국에 모두 귀속되는 경우 근무 약사가 적극적으로 연말정산과정에 참여하는 것을 기대하기는 어렵기 때문이다.

환급금에 대한 소유권 분쟁이 생길 수 있다.

건강보험 정산금액이나 세금환급금에 대하여 분쟁이나 소송이 발생할 수 있다. 약국장의 입장에서는 세금을 약국에서 대신 냈기 때문에 환급액이 발생하는 경우 당연히 약국장에게 귀속이 될 것으로 생각하겠지만, 근무약사의 입장에서는 건강보험료나 세금은 이미 근무약사에게 주기로 한 금액이기 때문에 환급금도 당연히 근무약사가 돌려받아야 한다고 생각할 수 있다.

네트계약을 체결한 경우 원천징수 환급금의 귀속 주체는?

근로기준법 제43조 제1항의 규정에 따라 임금은 통화(通貨)로 직접 근로자에게 그 전액을 지급하여야 한다. 다만, 법령 또는 단체협약에 특별한 규정이 있는 경우에는 임금의 일부를 공제하거나 통화 이외의 것으로 지급할 수 있다. 근로계약을 체결하면서 임금액을 정하고 사용자가 관련 법령에 따라 그 임금액에서 매월 각종세금 등을 원천징수한 경우에는 연말정산환급금은 근로자의 임금에서 공제한 세금으로를 정산하여 돌려받는 것이므로 기타금품에 해당한다 할 것이다.

그러나 네트 임금계약에 대하여 고용노동부 행정해석에서는 "근로자와 사용자 간에 근로계약을 체결함에 있어 일정금액으로 근로계약을 명백히 체결하고 근로자에게 납부의무가 부여된 사회보험료 및 각종세금 등을 사용자가 부담하기로 하는 소위 네트(NET)계약을 체결한 경우라면, 동 금품은 그 액수와 관계없이 그 전액을 사용자가 부담하기로 한 점, 추징금이 발생한 경우 이는 사용자의 회계처리상 과소 납부로 인한 것이므로 사용자가 부담하여야 하는 것으로 보이는 점 등을 살펴보면 환급금 또한 사용자(약국)의 회계처리상 과다 납부로 인해 발생한 것이므로 법 제36조에 따른 기타금품에 해당한다고 보기 어려울 것임."(근로기준정책과-1340, 2015-04-06)이라고 하여 **연말정산 환급의 귀속주체를 '사용자(약국)'로 보고 있다.**

년도 중에 2개의 약국에 근무하는 경우에는 추가세금이 발생한다.

네트제로 근무하여 약국이 대신 세금을 내주기로 하였다 하더라도 근무약사가 년도 중에 2개 이상의 약국에 근무하는 경우에는 근무약사가 퇴사한 이후에 세금을 추가로 지불하여야 하는 경우도 있다. 근무약사의 최종세금은 1년간 근무한 소득 전체에 대하여 세금을 정산하기 때문에 1개의 약국에서 벌어들인 세금과는 금액이 완전히 다를 수 있다. 근무소득이 많아질수록 세금이 누진적으로 많아지는 누진세율을 적용하기 때문이다. 근무약사의 입장에서도 퇴사한 후에 다시 전화를 하여 세금을 추가적으로 더 부담하라고 요구해야 하는 상황도 발생할 수 있다.

따라서 근무 약사로서도 네트방식의 급여방식이 반드시 유리한 것만은 아니다. 이외에도 네트제로 계약하면서 약국에서 세후 실제로 받는 급액만을 급여로 신고하는 경우에는 근무 약사의 소득금액이 낮게 책정이 되기 때문이다.

① 국민연금납부액이 과소 납부되어 추후 수령액도 낮아지게 된다.
② 예기치 않은 사고가 발생하는 경우 각종 보상금 한도가 매우 낮게 책정되거나, 대출금액의 한도가 낮게 책정되기도 한다.

이러한 이유로 최근에는 총급여방식의 지급이 늘고 있어서 세전 총급여액을 책정하고 실제로 발생하는 4대 보험이나 세금을 차감한 후 지급하는 방식을 많은 약국에서 채택하고 있다.

하지만 여전히 근무약사로서 네트지급방식을 선호하는 경향이 있어서 근무약사 구인난에 어려움을 겪는 약국의 경우 부득이하게 '네트지급방식'을 채택하는 경우도 있다.

이러한 경우라 하더라도 **세무신고만은 네트 금액으로 신고하는 것이 아니라 세전 총급여 금액으로 환산하여 신고하는 것이 절세효과 등에서 유리하다 할 수 있다.**

07

근무약사 급여신고 형태

근무약사를 고용하게 되면 여러 곳에 신고를 해야 한다. 우선 근무약사를 고용하면 심사평가원에 근무시간에 대해 신고를 해야 하고, 종합소득세 경비인정을 받기 위해서는 근무약사 급여를 세무서에 신고를 해야 하며, 4대 보험 가입을 위해서는 건강보험공단 등에 신고해야 한다. 이렇게 많은 곳에 신고하면서 각각의 신고목적이 다르므로, 그 목적에 맞게 신고하다 보면 다른 곳의 신고목적에 맞지 않아 낭패를 보는 경우가 발생하곤 한다.

우선, 근무약사를 고용하게 되면 건강보험 심사평가원에 등록을 해야 한다. 근무형태나 근무시간에 따라 크게 상근, 비상근, 기타로 구분하여 신고하게 된다.

그 내용은 다음과 같다.

① 상근약사: 주 5일 이상 근무하면서 주 40시간 이상 근무하는 경우
② 비상근약사: 주 3일 이상 근무하면서 주 20시간 이상 근무하는 경우
③ 기타: 주 3일 미만 또는 주 20시간 미만 근무자의 경우

상근약사, 비상근약사, 기타로 구분하여 신고하는 것은 차등수가와 관련이 있기 때문이다. 즉, 상근으로 신고하는 경우 차등수가 산정 인원이 1인이지만, 비상근은 0.5인, 기타의 경우에는 차등수가 산정 인원에 포함되지 않는다.

다시 말하면, 심사평가원에 근무약사의 근무시간을 신고하는 목적은 근무시간에 따른 차등수가 반영이 가장 큰 이유가 되는 것이다.

한편, 근무약사의 근무내역은 세무서나 건강보험공단에 신고를 해야 한다. 그런데 세무서나 건강보험공단에는 근무시간을 신고하지는 않는다. 다만, 세무서나 건강보험공단에는 근무시간 대신에 근무약사에게 지급하는 급여총액을 신고하여야 한다.

구분		심사평가원	세무서 & 건강보험공단
신고목적		차등수가 고려	경비처리 & 4대 보험 산정
신고내용	근무시간	○	×
	급여	×	○

여기서 주의해야 할 내용은 세무서나 건강보험공단에 신고할 때는 지급하는 지급액만을 신고하기 때문에 심사평가원에 신고한 근무시간이나 근무형태를 고려하지 않고 세무서나 건강보험공단에 급여총액을 신고하는 경우가 발생하곤 한다.

예를 들면, 심사평가원에는 상근약사로 신고하면서 세무서에 인건비 신고를 할 때는 월 급여를 250만 원으로 신고하는 경우가 대표적인 예이다.

월 급여를 250만 원으로 신고하는 이유는 ① 실제로 250만 원을 지급하거나 ② 4대 보험 등의 지출이 부담되기 때문에 실제보다 낮게 신고하는 등의 이유로 인건비 신고를 250만 원으로 신고할 수가 있다.

이렇게 되면 심사평가원의 소명을 요구받게 될 가능성이 매우 크다. 왜냐하면, 심사평가원에는 상근약사로 신고했기 때문이다. 위에서도 언급했지만, 상근약사의 경우 주 40시간 이상 근무하는 경우에 신고대상에 해당한다.

일반적으로 약국에서 40시간 이상 근무하면서 월 250만 원을 받는 경우는 매우 비정상적이기 때문에, 심사평가원에서는 차등수가 적용의 적정성을 검증하는 것이다. 이렇게 되면 실제로 통장 사본이나 근무내역을 꼼꼼히 확인하여 사실과 다를 경우에는 벌금이나 영업정지 등의 매우 엄한 처벌이 발생하게 된다.

또 다른 예를 들면, 심사평가원에는 비상근으로 신고하면서 비상근이기 때문에 4대 보험에 가입하지 않는 경우가 있다.

위에서 언급했듯이 주 20시간 이상 근무하는 경우가 비상근으로 신고하는 대상에 해당한다. 따라서 한 달에 주 80시간 이상 근무하는 경우가 비상근으로 신고하는 대상에 해당하는 것이다.

한편, 일반적으로 4대 보험 의무가입대상은 한 달에 8일 이상이거나 60시간 이상 근무하는 경우에 해당한다.

따라서 비상근약사로 근무하고 4대 보험에 가입하지 않는 경우가 문제가 되는 것이다. 비상근약사로 근무한다고 심사평가원에 신고한다는 것은, 무조건 4대 보험 가입대상에 해당하기 때문이다.

요약하자면, 심사평가원에 상근약사를 신고하는 경우에는 일반적으로 시중 평균 약사의 월 급여에 해당하는 금액 이상을 신고하여야 하며, 비상근약사로 신고하는 경우에는 반드시 4대 보험에 가입하여야 한다.

따라서 근무약사의 근무시간이나 금액을 신고할 때는 심사평가원 신고와 세무서 신고 그리고 4대 보험 신고내용이 어느 정도 합리적이어야 추후 문제가 발생하지 않게 되는 것이다.

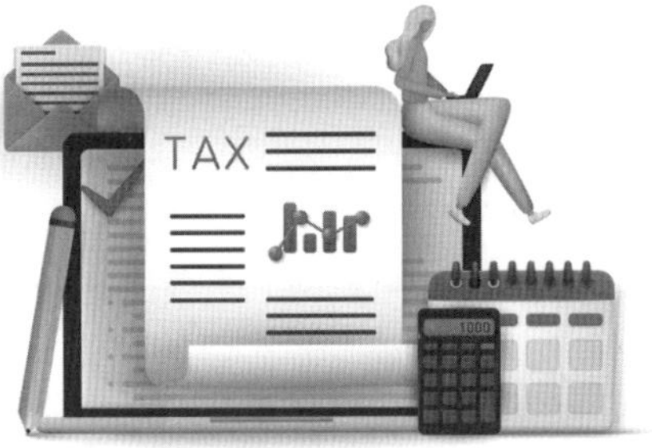

08

급여명세서의 교부

2021년 11월 19일부터 5인 미만 여부와 관계없이 모든 약국은 직원의 급여를 지급할 때 급여명세서를 교부하여야 한다.

개정된 내용은 근로기준법 제48조이고, 그 내용은 다음과 같다.

① 사용자는 각 사업장별로 임금대장을 작성하고 임금과 가족수당 계산의 기초가 되는 사항, 임금액, 그 밖에 대통령령으로 정하는 사항을 임금을 지급할 때마다 적어야 한다.

② 사용자는 임금을 지급하는 때에는 근로자에게 임금의 구성항목·계산방법, 제43조 제1항 단서에 따라 임금의 일부를 공제한 경우의 내역 등 대통령령으로 정하는 사항을 적은 임금명세서를 서면(전자문서를 포함한다)으로 교부하여야 한다.

급여는 피고용인이 근로를 제공하고 그에 대한 대가로 지급받는 금액으로, 회사에서 근로자에게 지급한 임금, 상여금, 각종 수당에 관하여 작성한 내역서를 급여명세서라고 한다. 즉, 회사(약국)는 일정한 날을 정해 급여명세서를 교부하여야 하고, 급여명세서 내용에는 지급받는 기본급여, 상여금, 퇴직금, 제수당 및 소득세, 주민세 등 공제금액을 모두 기재하여야 한다.

급여명세서에는 다음과 같은 사항을 포함하여야 한다.

① 인적사항: 근로자의 이름, 부서, 직위 등의 내용

② 급여내역: 기본급, 상여금, 성과급, 각종 수당

③ 공제내역: 소득세, 주민세, 고용보험, 건강보험, 국민연금, 산재보험 등으로 구성

④ 차감 지급액: 급여내역에서 공제내역을 차감한 실제 지급액

지금까지 임금명세서는 의무적으로 교부해야 하는 사항이 아니었다. 대기업이나 중견기업 등에서는 의무사항이 아니었지만 관행상 급여명세서를 교부하여 왔다. 하지만 약국의 경우 임금(급여)명세서를 지급하는 곳이 거의 없다 해도 과언이 아니라고 할 수 있다.

그도 그럴 것이 사실 약국은 실수령액 기준으로 급여를 책정하다보니 급여명세서를 작성하여 교부하는 것이 사실상 불가능에 가깝고 급여를 지급하는 약국도, 급여를 받는 근무 직원이나 근무 약사도 실제 받기로 한 실수령 하는 금액에만 관심이 있지 나머지에 대하여는 관심이 없었던 것이 사실이다.

하지만 이제는 적어도 임금의 항목이 구체적으로 무엇인지, 전체 임금에서 4대 보험료와 근로소득세가 얼마나 공제되었는지 알 수 있게 직원들에게 급여 지급 시마다 알려주어야(교부하여야) 한다.

대부분의 약국은 9시부터 7시까지 근무를 하고, 토요일도 근무를 하는 경우가 많다. 따라서 시간외수당(연장근무수당과 휴일수당)이 발생하게 되는데, 이를 급여명세서에 기재하여 교부하여야 하는 것이다.

만약, 이를 기재하지 않아서 직원이 시간외수당을 받지 않았다고 노

동부에 제소를 하게 되는 경우, 약국은 시간외수당을 지급하였음에도 추가로 시간외수당을 지급해야 하는 억울한 상황이 발생될 수도 있는 것이다.

시간외수당을 근무 연수로 계산하게 된다면 수천만 원에 달할 수도 있기 때문에 약국은 주의를 요하지 않을 수 없다.

5인 이상 약국의 경우 근로자의 날이나 공휴일 또는 임시공휴일, 대체공휴일에 근무를 하는 경우 역시 휴일수당을 지급하여야 한다. 이 경우 역시 휴일수당에 대한 내용을 급여명세서에 기재하지 않은 경우에는 직원이 휴일수당을 받지 않았다고 주장한다면 약국은 난처한 사항에 처할 수밖에 없다.

기존에는 직원들이 급여명세서를 받지 않아서 이러한 사실들에 별로 관심이 없었지만, 급여 지급 시마다 급여명세서를 받게 되면 당연히 관심을 가질 수밖에 없을 것이다.

따라서 약국에서는 급여(임금)명세서의 작성과 교부가 매우 중요한 사항이 되었다.

만약 급여명세서를 교부하지 않을 경우에는 500만 원 이하의 과태료가 부과되며, 증빙서류는 3년간 보관하여야 한다.

급여명세서를 교부하지 않을 수도 없고, 교부하더라도 대충 교부할 수도 없게 되었다. 급여명세서는 교부하는 것이 중요한 것이 아니라 정확한 급여명세서를 교부하는 것이 중요한다.

이를 어떻게 해결하면 좋을까?

우선 회계사무실을 이용하는 것을 생각할 수 있다.

회계사무실에서 만드는 급여대장은 과세와 비과세를 기준으로 만들어지기 때문에 식대, 자가운전보조금, 육아수당 등에만 관심이 있어서 세법기준으로 급여대장이 만들어지기 쉽다.

약국에서 정작 중요한 것은 이러한 세법 기준이 아닌 근로기준법을 기준으로 한 급여(임금)대장이다. 따라서 회계사무실에서 만든 급여(임금)대장을 기준으로 한 급여명세서를 직원에게 교부하게 된다면 매우 난처한 상황이 발생될 수 있다.

즉, 회계사무실은 세법에 대한 전문가이지 노동법에 대한 전문가가 아니기 때문에 회계사무실에서 작성하는 급여대장은 연장근무수당과 휴일수당이나 연차수당에 대한 언급이 없을 수 있기 때문이다.

그렇다면 노무전문가인 노무사사무실을 이용하는 것을 생각할 수 있다.

문전약국 등 직원이 많은 약국의 경우 노무사사무실을 이용하여 급여대장을 작성하기 때문에, 비교적 정확히 급여대장을 작성할 수 있다. 하지만 노무사사무실에 수수료를 지급하여야 하는 문제가 있다. 직원이 많은 경우는 수수료를 지급하고 작성을 하겠지만, 직원이 1명이나 2명밖에 없는 약국의 경우에는 여간 부담이 아닐 수 없다.

따라서 이러한 약국의 경우에는 약국장이 직접 급여명세서 작성을 할 수밖에 없다. 연장근무수당이나 휴일수당 그리고 연차수당 계산법을 익혀 추후 발생할 수도 있는 손실에 대비하여야 한다.

그러기 위해서는 우선 실수령액으로 지급하는 급여를 세전 금액으로 지급하는 방식으로의 전환을 생각해보아야 한다. 계약서를 작성할 때 세후 금액이 아닌 세전 금액 기준으로 계약서를 작성하여야 한다. 약국장의 입장에서 실수령액 기준으로 급여를 책정하여 지급하는 경우에는 급여명세서를 정확히 작성하는 것이 여간 어려운 일이 아닐 수 없기 때문이다.

09

약국의 휴게시간과 유급휴게시간

근로기준법상 4시간 이상 근로하는 경우 30분 이상의 휴게시간을 8시간 이상을 근무하는 경우 1시간 이상의 휴게시간을 보장하게 되어 있다.

한편, 휴게시간이라 함은 근로자가 사용자의 지휘, 감독으로부터 자유로운 시간을 의미한다. 약국의 경우 점심식사의 경우 대부분 약국 뒤편에 배달음식이나 도시락을 먹은 경우가 많다. 식사도중에 손님이 오는 경우에 응대를 하는 경우도 많고, 식사를 하고 난 후 잠시 휴게시간에도 손님이 오는 경우에 약을 건네는 경우도 많이 있다. 이러한 시간들이 과연 사용자의 지휘, 감독으로부터 자유로운 시간인가에 대한 논란이 있을 수 있다.

따라서 이러한 논란에서 자유롭게 하기 위해서 일부 약국은 아예 점심시간에는 외부에서 식사를 하고 휴게시간이 끝난 시간에 약국으로 돌아오도록 조치를 취하는 약국이 있다. 그러나 대부분의 약국은 여전히 휴게시간에 손님을 응대한는 경우가 많이 있다. 약국의 특성상 점심시간에 완전히 폐문을 할 수 없는 현실이 있기 때문이다.

따라서 이러한 대안으로 휴게시간에 급여를 주면 해결될 수 있지 않느냐라는 문의가 많다. 즉, 휴게시간을 무급이 아닌 유급으로 처리하여 차후에 문제가 발생하지 않게 하고 싶은 것이다.

과연 그럴까? 유급으로 처리하는 경우 대부분 약정된 시간을 넘게 되기 때문에 연장수당을 포함한 금액을 주면 직원 입장에서는 임금체불로 인한 문제는 생기지 않을 수 있을지 모르지만 휴게시간을 주지 않은 부분에 대하여는 여전히 근로기준법을 위반한 것에 해당하기 때문에 형사처벌은 피할 수 없다.(2년 이하 징역 2천만 원 이하 벌금).

그리고 만약 '휴게시간을 유급으로 한다.'라고 하여 근로자와 합의를 하여 계약서에 기록을 하면 되지 않겠느냐고 생각할 수 도 있다.

그렇지만 근로계약서의 내용은 법적인 내용을 위반하여 작성할 수 없으므로 근본적으로 문제가 있는 계약이 된다. 이를 좀 더 분석을 해보면 다음과 같다.

① 계약서에 유급휴게라는 말이 들어가게 되면 기본적으로 휴게시간을 안주겠다는 의미로 해석될 수 있기 때문이다. 근로기준법상 휴게시간을 보장하게 되어 있는데 이를 보장하지 않을 수 있는 문구가 삽입되어 있기 때문에 이 역시 문제가 되는 근로계약서라고 할 수 있다.

② '휴게시간을 유급으로 한다.'라고 하면 일을 하지 않더라도 돈을 주겠다는 의미이기 때문에 일을 했다면 일한 것에 대한 금액을 추가로 요구할 수 있다.

왜냐하면 기본적으로 휴게시간은 일을 하지 않는 시간이기 때문에 그 부분을 돈을 주는 유급으로 한다는 얘기는 복리차원으로 해석될 수 있는 것이기 때문에 추가로 일한 대가를 달라고 하면 주어야 하는 상황이 생길 수 있다. 즉, 유급 휴게시간을 부여한 상태에서 휴게시간을 부여하지 않았다면 유급 휴게시간에 대한 임금과 근무를 한 것에 대한 임금을 이중으로 지급하여야 하는 상황에 이를 수 있다는 것이다.

그렇다면 어떻게 해야 이를 해결 할 수 있을까?

휴게시간에 대한 문제가 염려된다면 돈을 주되 근로계약서에는 무급휴게시간을 명시하고 급여명세서상에 매월 휴게시간 상당하는 시간에 대한 돈을 주면서 연장근로수당으로 지급하는 것이 그나마 임금체불로 인한 문제에서 벗어나고 또한 근로계약서에 '유급휴게'라는 말을 하지 않음으로써 휴게시간을 주지 않겠다라는 명시적으로 표시하지 않은 것이기 때문에 급여명세서상에 휴게시간에 대한 금액을 연장근로수당으로 지급하는 것이 그나마 차선책이 아닐까 싶습니다.

물론, 이 경우에도 휴게시간을 부여하지 않아 발생하는 근로기준법 위반으로 인한 형사처벌을 피할 수는 없다. 그러나 근로계약서가 근로기준법에 위반되게 작성하지는 않을 수 있다.

또 한가지 많은 질문 중에 4시간 이상에 30분 이상의 휴게시간을 주어야 한다는 것 때문에 근로계약서에 3시간 59분으로 하면 휴게시간을 안주어도 되지 않나라는 것이다.

일견 맞는 얘기로 보일 수 있다. 그러나 근로계약서의 문구가 중요한 것이 아니다. 근로계약서상에 3시간 59분이라 하더라도 실제 근무시간이 4시간이 넘어서면 당연히 휴게시간을 주어야 하기 때문에 계약서 문구가 중요한 것이 아니다.

그 직원을 3시간 59분만에 퇴근시키면 아무 문제가 없지만 1분을 맞춰서 퇴근시키기가 사실상 어렵기 때문에 휴게시간을 주어야 한다. 오히려 이런 경우 직원의 감정만 나쁘게 하기 때문에 역시 문제의 소지가 있다.

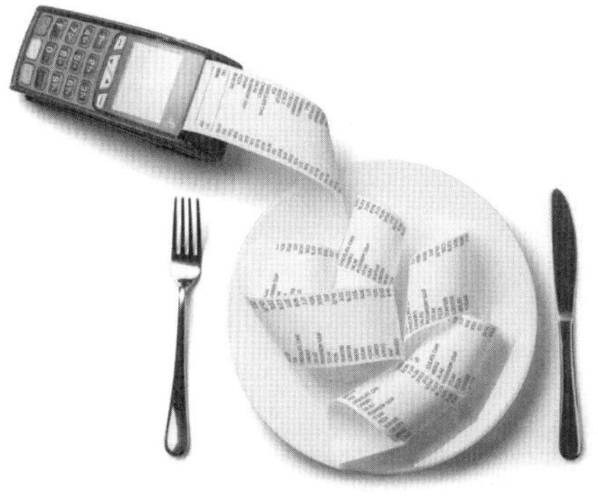

10

약국의 여름휴가

8월은 약국도 휴가일정을 가지게 된다. 여름 휴가와 관련된 내용을 간단하게 살펴보기로 하자. 간혹 약국에서 하계휴가 등 특정 기간을 두고 전 직원이 휴가를 가는 제도를 운영하는 경우가 종종 있고 직원 개개인 선택해서 편안한 일자에 휴가를 가는 경우도 있다. 근로기준법에서는 이에 대해 어떠한 규정도 없으며, 따라서 하계휴가를 연차휴가와 별도로 부여하든지 휴가비를 지급하든지 등에 대한 법상 의무는 없다. 게다가 최근 법 개정으로 1년 미만 근무자의 연차휴가 최대 발생 11일과 1년 이상 시 최소 15개의 연차의 합산이 삭제되면서 사실상 연차휴가 일수 자체가 늘어나면서 하계휴가 등의 경우에도 연차를 통해 사용하도록 운영하는 추세라고 할 수 있다.

그런데, 예를 들어 하계휴가를 3일을 부여한다고 볼 때 몇 시간의 연차휴가를 쓴 것으로 보아야 하는 것에 혼란이 있을 수 있다. 연차휴가 시간의 계산은 계약기간과는 무관하며 1주일의 소정근로시간에 따라 비례계산 된다. 즉, 일반적으로 정규직이라고 생각하는 소정근로시간이 주 40시간인 직원의 경우 하루의 소정근로시간이 8시간이 된다.

이 때, 단시간 근로자에 대해서는 어떻게 보아야 할 것인가에 대해서 보자면 법에서는 비례계산의 원칙을 적용한다고 하고 있다.

예를 들어 1일 8시간, 주 4일 일하는 경우 총 32시간을 근무하게 되는데, 이 때의 하루의 소정근로시간은 6.4시간이 된다.

이분이 7개월 만근을 하는 경우 발생된 연차는 7개×32시간/40시간×8시간=44.8시간의 연차시간이 발생한다.

통상근로자의 연차휴가일수×단시간 근로자의 소정근로시간/
통상 근로자의 소정근로시간×8시간

만약 이 분이 5일의 연차휴가를 사용하게 된다면 32시간의 연차휴가를 사용한 것으로 보는 것이다.

6.4시간×5일

여기서 유의할 점은 연차휴가로 하계휴가를 사용할 경우 연차휴가의 사용원칙은 근로자가 날을 지정하는 것이므로 특정한 날에 일괄적으로 쉬도록 하는 것은 위법 여지가 있다.

즉, 연차휴가를 하계휴가를 사용하는 경우에는 약국 문을 닫고 전직원이 일률적으로 같은 날짜에 휴가를 가는 경우에는 법적으로 논란의 소지가 있다는 것이다.

이렇게 특정한 날에 쉰다 하더라도 그 날에 대해 연차휴가 사용 신청을 받아 두는 것이 리스크를 조금이라도 줄일 수 있다.

한편, 하계휴가를 가는 경우 휴가비를 지급하는 경우도 있다. 이 경우 휴가비의 지급에 대해서도 유의할 사항이 있다.

휴가비는 법적 의무 없이 은혜적, 호의적으로 지급하는 금품에 해당하며 지급 의무는 없으므로, 과거 관례나 직원의 만족도를 높이기 위한 차원에서 운영해야 할 것이다.

반면, 휴가비는 지급하는 것에만 끝나는 것이 아니고 평균임금에 영향을 준다는 것을 고려할 필요가 있다. 대표적으로 평균임금에 영향을 주는 항목으로는 퇴직금을 들 수 있다.

만약 퇴직연금제가 아닌 퇴직금제를 적용하고 있는 상황에서 휴가비를 120만 원을 지급하였고, 근속년수가 10년에 해당하는 직원이 휴가비를 지급받은 후 1년이 경과되지 않은 상태에서 퇴직을 한다면 퇴직금은 100만 원이 더 추가지급 되어야 한다.

평균임금 10만 원 증액×10년

한편, 무급휴가와 유급휴가를 좀 더 고려하면, 유급인 연차휴가를 사용한다고 해서 월급제의 경우 추가적인 임금을 지급하는 것이 아니다.

월급제 근로자가 예를 들어 200만 원으로 계약되어 있는데 연차휴가 사용 시에도 불구하고 200만 원의 월급을 지급한다면 이미 월급에 유급연차휴가 수당이 포함된 것이다.

만약 무급휴가를 부여한다면 해당 월에 200만 원에서 연차휴가 시간에 해당하는 금액만큼 적게 지급을 할 것인데, 실질적으로 무급으로 하계휴가를 사용하는 사례는 거의 발생하지 않는다고 보시는 것이 맞다. 왜냐하면 무급으로 하계휴가를 갈 바에 연차휴가를 사용하여 휴가를 사용하면 될 것이기 때문이다.

PART 3

약국의 부가가치세 신고

01

부가가치세란?

부가가치세가 기재된 영수증이나 세금계산서를 받지 않는 경우가 많아 평소에 별로 느끼지 못하지만, 우리가 일상에서 구매하는 대부분의 상품이나 서비스 가격에는 부가가치세가 포함되어 있다.

약국에서 구매하는 의약품이나 약국 경비로 사용하기 위해서 구매하는 물품 역시 부가가치세가 포함되어 있어서 약국에서는 부가가치세를 부담하고 구매하는 것이다.

부가가치세(Value Added Tax; VAT)란, 물건의 생산과 유통단계에서 생기는 부가가치증가분에 대하여 내는 세금을 말한다. 쉽게 말하면, 부가가치세는 매출액의 10%에서 매입액의 10%를 뺀 금액을 세무서에 내는 것을 말한다.

매출액의 10%를 매출세액이라 하고, 매입액의 10%를 매입세액이라 한다.

만약, 약국에서 일반약 매출이 3천만 원이었고 일반약 매입이 2천 4백만 원이었다고 한다면, 약국장이 내야 할 부가가치세는 다음과 같다.

① 매출세액: 매출액 3천만 원×10%=300만 원
② 매입세액: 매입액 2천4백만 원×10%=240만 원
③ 내야 할 부가가치세: 매출세액 300만 원-매입세액 240만 원=60만 원

이처럼 부가가치세는 매출세액에서 매입세액을 공제하여 계산되므로 만약 매입세액이 매출세액보다 크면 환급세액이 생기게 되고, 이 경우에는 해당 세액을 납세자에게 되돌려 주게 된다.

위는 부가가치세가 과세되는 경우를 예로 들었지만, 약국의 경우는 부가가치세가 과세되지 않는 면세가 포함되어 있어서 조금 더 복잡하다고 할 수 있다. 면세대상이면 아예 부가가치세를 내지 않기 때문에 위의 예에서 매출세액 계산이나 매입세액 계산에서 면세는 제외된다고 할 수 있다.

부가가치세법상 과세사업자와 면세사업자로 나누는데, 약국에서 판매하는 상품이 과세물품이면 과세사업자로 사업자등록이 되고 면세물품이면 면세사업자로 사업자등록이 된다. 그리고 과세물품과 면세물품을 모두 팔 때는 과세사업자로 등록이 되며, 약을 파는 약국장이 과세물품과 면세물품을 별도로 구분해서 처리해야 한다.

예를 들어, 약국 손님이 감기약 처방을 받아 처방을 기다리는 동안 박카스를 구매하면 박카스에는 부가세가 붙어 있고 감기 처방 약에는 부가세가 붙어 있지 않다. 약국은 과세사업자이지만 약사가 파는 품목에 따라 과세와 면세를 구분해 과세물품에 대해서만 부가가치세를 받는 것이다.

약국의 경우 부가가치세법 제26조에 따른 같은 법 시행령 제35조에 따라 약사가 제공하는 조제 용역은 면세로 규정하고 있다. 즉, 약사가 제공하는 의약품의 조제 용역은 면세이지만 단순한 일반의약품의 판매는 과세에 해당한다.

따라서 약국은 과세와 면세를 모두 판매하는 사업자로 부가가치세법상 과세사업자로 사업자등록을 하고, 약사가 직접 과세매출과 면세매출을 별도로 구분해서 신고하여야 한다.

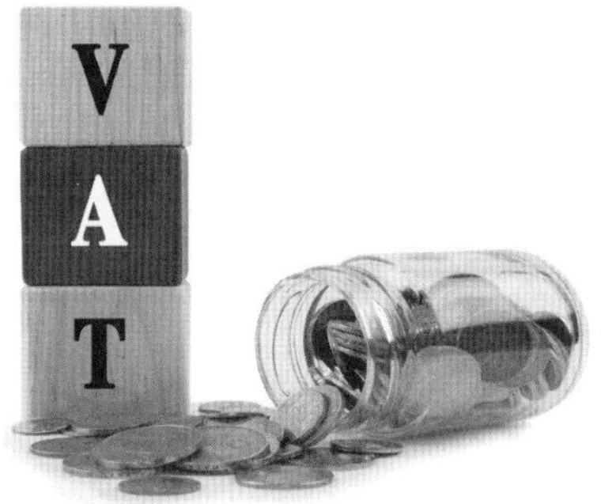

02

부가가치세 신고는 종합소득세의 기초

약국이 개인사업자로 사업을 시작하게 되면서 가장 많이 마주치게 되는 세금을 꼽으라면 부가가치세와 소득세라 할 수 있다.

부가가치세와 소득세는 서로 동떨어진 관계가 아니라 밀접한 관계를 맺고 있다. 그렇다면 부가가치세와 소득세는 어떻게 연결되어 있을까?

소득세는 기본적으로 번 돈(수익)에서 쓴 돈(비용)을 차감한 순이익을 기초로 해서, 여기에 세율을 곱한 결과에 따라서 소득세 금액을 내게 된다. 이러한 순이익을 확정하기 위한 기초가 되는 것이 매출액(수익)과 매입액(비용의 일부)이 된다. **이러한 매출액과 매입액을 획정하는 것이 부가가치세 신고**가 된다. 따라서 부가가치세 신고는 곧 소득세 신고와 연결된다고 할 수 있다.

따라서 부가가치세를 신고할 때 신고하는 **매출과 매입신고는 낼 부가가치세액을 결정짓고, 더 나아가 낼 소득세를 결정하는 기초가 되는 것이다.** 아래에서는 약국 사업자가 절세를 위해 매출과 매입신고를 통해 부가가치세와 소득세가 어떻게 연결되어 있는지를 간단하게 살펴보기로 한다.

매출신고는 어떻게 해야 하나?

약국 사업자는 기본적으로 매출 발생 시 신용카드매출전표나 현금영수증을 발행하게 된다. 또한, 조제 매출의 경우 조제청구프로그램을 통하여 매출 관리를 하게 된다. 간혹 약국도 세금계산서나 계산서를 발급하는 때도 있다. 일반약이나 조제약을 산 곳이 세금계산서나 계산서 발행을 요구할 때가 있기 때문이다.

이와 같은 증빙은 매출액을 확정 짓는 결정적인 증빙으로서, 그 발급방법과 이들을 집계하는 방법을 숙지해야 세법에서 정하는 의무불이행에 따른 가산세를 물지 않게 된다. 특히 약국의 경우 일반약 매출과 조제 매출이 함께 있으므로 신용카드나 현금영수증을 통한 판매가 이루어지는 경우, 일반약 매출인지 조제약 매출인지에 대하여 구분할 필요성이 있음에 유의하여야 한다.

이러한 ① 신용카드매출이나 ② 현금영수증매출 그리고 ③ 조제청구프로그램에 있는 매출 ④ 세금계산서 매출 ⑤ 카카오페이, 제로페이 매출 등을 종합하여 부가가치세 신고를 할 때 매출에 관한 사항을 신고하여 매출을 확정하게 된다.

카카오페이, 제로페이 매출과 같이 신용카드 단말기와 접촉 없이 이루어지는 매출은 홈택스의 '신용카드/판매(결제)대행 매출자료 조회' 메뉴에서 확인할 수 있다. 이러한 부가가치세 신고 때 확정된 매출을 소득세 신고 시에 그대로 이용하는 것이다.

매입신고는 어떻게 해야 하나?

일정한 거래에 대해서는 비용의 지출 시에 법에서 반드시 받도록 정하고 있는 증빙이 있는바 이를 법정지출 증빙, 적격증빙 또는 적격지출 증빙이라 부른다.

법정지출 증빙을 살펴보면 ① 세금계산서 ② 계산서 ③ 신용카드전표 ④ 지출 증빙용 현금영수증으로, 이 네 가지를 제외하고는 법정지출 증빙이 아니므로 3만 원을 초과하는 지출에 대해서는 법정지출 증빙을 받지 않는 경우 지출금액의 2%에 해당하는 증빙불비가산세의 불이익이 있다.

이러한 **법정지출 증빙 중에서 ① 세금계산서와 ② 계산서 매입과 관련된 경우에는 부가가치세 신고 때 매입에 관한 신고를 하고 나머지 ③ 신용카드전표와 ④ 지출 증빙용 현금영수증으로 매입된 자료와 ⑤ 법정지출 증빙이 아닌 기타의 비용과 관련된 증빙자료는 종합소득세를 신고할 때 매입에 관한 신고를 하는 것이다.**

간혹 신용카드매입과 현금영수증매입 중에서 부가가치세와 연관이 있는 부분은 부가가치세 신고 때 신고를 하지만, 약국의 경우 간혹 발생하지만 이러한 경우가 많지 않아서 일반적으로 세금계산서와 계산서를 기초로 부가가치세 신고를 하게 된다.

따라서 부가가치세를 신고할 때 소득세 신고의 기초가 되는 대부분 매입자료를 신고하는 것이다. 왜냐하면, 세금계산서와 계산서의 금액이 크지만 신용카드와 현금영수증 및 기타 매입비용은 많지 않기 때문이다.

한편, 약국의 매입비용 중에서 상당 부분을 차지하는 인건비 신고는 매달 10일까지 인건비 지급내용에 관한 사항인 원천세 신고를 해야 한다.

이렇게 신고된 자료를 토대로 다음 해 5월 종합소득세를 신고할 때 활용하는 것이다.

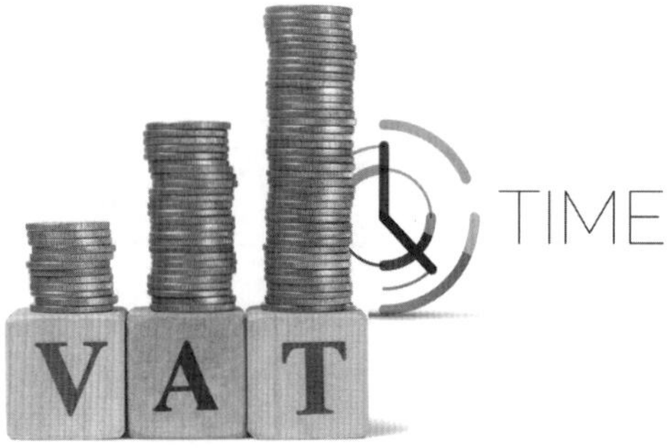

03

부가가치세 신고일정

부가가치세의 확정신고

부가가치세의 신고는 6개월을 1과세기간으로 하여 6개월에 한 번씩 신고하게 된다. 1년에 2번의 부가가치 신고를 한다고 할 수 있다. 1월부터 6월까지의 거래분에 대하여는 7월 25일까지 신고하는 것이며, 7월부터 12월까지의 거래분에 대하여는 다음 해 1월 25일까지 신고를 하는 것이다. 물론 신고를 함과 동시에 납부세액이 발생하는 경우 부가가치세를 납부하게 된다. 7월 25일 부가가치세 신고를 1기 부가가치세 확정신고라 하며, 1월 25일 부가가치세 신고를 2기 부가가치세 확정신고라 한다.

한편, 약국이 개국을 한 후에 실적이 전혀 없는 경우에도 부가가치세 신고를 하여야 한다. 예를 들면, 12월 31일 약국을 개국하여 12월 31일에 매출이 전혀 발생하지 않았더라도 다음 해 1월 25일 '무실적'으로 부가가치세 신고를 하여야 한다.

과세기간	확정 신고대상	확정 신고·납부기간
제1기 1. 1.~6. 30.	1. 1.~6. 30. 사업실적	7. 1.~7. 25.
제2기 7. 1.~12. 31.	7. 1.~12. 31. 사업실적	다음 해 1. 1.~1. 25.

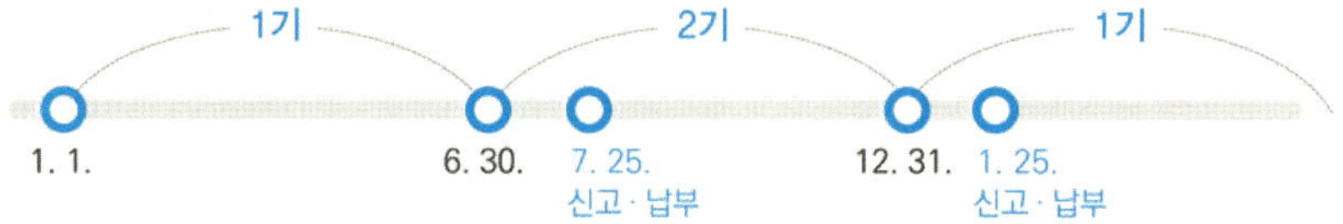

부가가치세의 예정고지

1월 25일이나 7월 25일이 아님에도 4월 25일과 10월 25일이 되면 세무서에서 부가가치세를 납부하라는 통지서를 받게 되는 경우가 있다. 이를 가리켜 '부가가치세 예정고지납부'라고 한다. 즉, 부가가치세의 신고는 2번(1월과 7월)을 하게 되지만, 납부는 4번(1월, 4월, 7월, 10월)을 하게 된다고 할 수 있다.

부가가치세 예정고지서는 직전 부가세 신고 시 신고·납부한 금액의 1/2이 고지되고, 납부금액의 1/2 금액이 50만 원에 미달하는 경우 부가가치세 예정고지서가 고지되지 않는다.

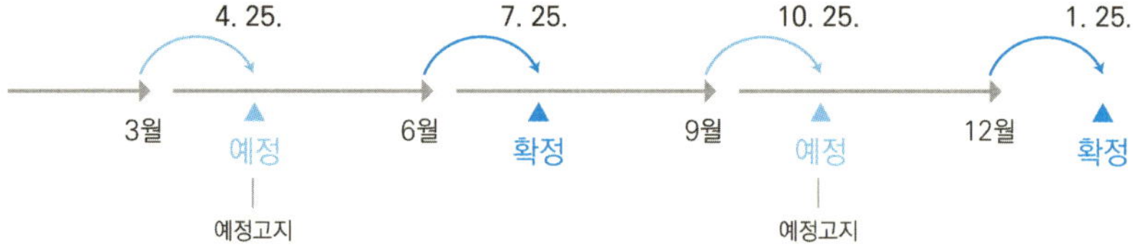

예정신고

직전 과세기간의 공급가액(또는 납부세액)의 1/3에 미달하는 사업자는 직전 과세기간 납부세액의 1/2을 예정고지 받는 대신, 실제 해당 예정신고기간의 실적에 따라 직접 예정신고를 선택하여 할 수 있다.

부가가치세의 조기환급신고

부가가치세 신고에 있어서 매입액이 매출액을 초과하면 환급세액이 발생한다. 이러한 환급세액의 신고는 과세기간(6개월)별로 환급되는 것이 원칙이다.

그러나 약국 건물을 구입하거나 과다한 인테리어 시설 투자 등이 발생하여 환급이 발생하는 경우에는 예정신고기간 중 또는 과세기간 최종 3개월 중 매월 또는 매 2월 단위로 신고를 할 수 있다.

예를 들어, 1월에 약국의 시설투자를 하여 환급세액이 발생하였다면 4월 달 예정신고 시에 신고할 수도 있고 1월 분 만을 2월 25일까지 신고할 수도 있다.

만약 5월에 시설투자를 하여 환급세액이 발생하였다면 7월 확정신고 시에 신고할 수도 있지만, 4월분과 5월분 합계액을 6월 25일까지 신고할 수도 있다.

이렇게 조기환급신고를 하면 관할 세무서는 사실을 확인한 후 신고기한이 경과한 날로부터 15일 이내에 사업자에게 환급을 해주게 된다.

일반환급의 경우 신고기한이 경과한 날로부터 30일 이내에 환급이 되는 반면, 조기환급신청의 경우 15일 이내이기 때문에 약국 건물의 취득이나 시설투자가 발생하는 경우 조기환급을 신청하는 것이 약국의 자금흐름에 유리하다 할 수 있다.

폐업 시 부가가치세의 신고

약국을 폐업할 때는 폐업한 날이 속하는 날의 다음 달 25일까지 부가가치세 신고를 하여야 한다. 예를 들면, 8월 19일 폐업하였다면 9월 25일까지 부가가치세 신고를 마쳐야 한다.

부가가치세 폐업신고를 하였다 하여 모든 세금신고가 종결되는 것은 아니고, 폐업한 날(폐업일을 확인하는 것이 어려운 경우 "폐업신고 접수일"을 통상 폐업일로 본다)까지의 소득에 대하여 다음 해 5월 1일부터 5월 31일까지 종합소득세 신고를 하여야 한다.

04

부가가치세 예정신고와 고지

개인사업자인 약국을 운영하는 약국장의 경우 일 년에 두 번만 부가가치세를 신고하면 된다고 알고 있을 것이다. 즉, 1월 25일과 7월 25일 두 번의 부가가치세 신고가 그것이다. 그런데 간혹 1년에 부가가치세를 3번을 내거나 4번을 내는 때도 있다.

이렇게 부가가치세 납부가 3번일 수도 있고 4번일 수도 있는 것은 부가가치세 예정고지라는 제도 때문이다. 부가가치세 예정고지는 4월 25일과 10월 25일 두 차례에 걸쳐 세무서로부터 고지된다. 직전 과세기간에 낸 부가가치세 납부세액이 100만 원이 넘는 약국(예정고지된 금액을 포함)을 대상으로 고지되며, 직전 과세기간에 낸 금액의 50%를 내라고 하는 것이 부가가치세 예정고지이다.

예를 들면, A라는 약국이 1월 25일 낸 부가가치세 세금이 110만 원이면, 4월 25일에 110만 원의 50%인 55만 원을 내라는 고지서를 받게 된다.

반면, B라는 약국이 1월 25일 낸 부가가치세 세금이 30만 원이면, 4월 25일 부가가치세를 내라는 예정고지를 받지 않게 된다. 왜냐하면,

30만 원의 50%가 15만 원으로 50만 원을 넘지 않기 때문에 별도로 알리지 않게 된다.

이러한 예정고지 금액은 추후 7월 25일 낼 세금에서 차감하여 주기 때문에 A 약국은 7월 25일 낼 금액이 줄어들게 되고, B 약국은 그만큼 더 많이 내게 되는 것이다.

따라서 총 납부세액은 차이가 없으므로 약국장의 경우에는 부가가치세 확정신고(1/25, 7/25)를 할 때 한꺼번에 내면 되지 않겠냐고 생각할 수 있다. 하지만 부가가치세 예정고지세액은 납부를 하여야 한다. 만약 납부를 하지 않게 되면 가산세를 내게 된다. 하루만 늦더라도 낼 금액의 3%가 부과되고, 납부고지서상 납부기한의 다음날부터 0.022%의 납부지연가산세가 계속해서 부과되게 된다.

예정고지납부일(4/25, 10/25)이 임박했지만, 우편을 받지 못한 경우가 간혹 있다. 그러면 국세청 홈택스 사이트를 통해 예정고지 금액을 조회해볼 수 있다. 국세청 홈택스에 로그인한 후 조회/발급 버튼을 클릭한 후 예정고지 대상인지 아닌지 확인해볼 수 있으며, 예정고지 대상이면 금액을 확인한 후 낼 수 있다.

한편, 약국 매약 매출이 급감해서 내야 할 부가가치세가 전기보다 훨씬 적거나 세무서에서 통보된 예정고지 금액보다 적을 수 있다.

그러면 3개월분에 대한 예정신고를 하고, 실제 실적에 대한 부가가치세만 낼 수 있다.

05

약국은 간이과세자가 아닌 일반과세자

사업자등록을 하는 경우 면세사업자가 아닌 부가가치세 과세사업의 경우에는 간이과세자와 일반과세자 중 하나를 선택할 수가 있다. 부가가치세법상 영세한 개인사업자의 경우 부가가치세의 계산방법, 신고 및 납부 등 납세협력 의무 부담을 줄여주기 위한 간이과세제도가 있다. 즉, 일반과세자는 10%의 부가가치세율을 적용받지만, 간이과세자의 경우 현저하게 낮은 2~4%의 부가가치세율을 적용하여 낼 수 있게 하는 제도를 마련하고 있다. 따라서 일반 소비자를 대상으로 하는 꽃집이나 문구점 등 소매업을 하는 개인사업자의 경우 대부분 간이과세를 먼저 신청하고, 매출이 증가하는 경우 일반과세자로 전환하는 방식을 택하고 있다.

간이과세자가 되기 위해서는 직전연도 공급대가 1억 400만 원 미만이면서 간이과세 배제 업종에 해당하지 않아야 한다. 하지만 일정한 업종에 대하여는 부가가치세법 제61조와 그에 따른 부가가치세법 시행령 제109조에 의하여 간이과세 적용을 배제하고 있는데, 약국이 그 대상에 포함되어 있다. 따라서 약국의 경우 간이과세배제업종으로 되어 있어 애초부터 간이과세 대상이 아니므로, 매출액 규모와 관계없이 무조건 일반과세자로 사업자신청을 해야 한다.

한편, 약국을 운영하는 약국장의 경우 소규모 상가를 소유하고 있는 경우가 많다. 이로 인하여 부동산 임대소득이 발생하는 경우가 있어서 임대소득에 대하여 부가가치세 신고를 해야 한다. 부동산 임대소득의 경우 1년에 1억 400만 원이 넘지 않는 경우가 많다. 그렇다면 이러한 경우에 간이과세자로 신고할 수 있을까?

답은 그렇지 않다는 것이다.

사업자가 간이과세적용배제업종(약국)을 운영하는 경우에는 아무리 매출이 적은 사업장을 운영하는 다른 업종(부동산임대업)을 하더라도 이미 사업자가 일반과세자이기 때문에 약국이 아닌 부동산임대업에 대하여도 무조건 일반과세자가 되는 것이다.

즉, 부동산 임대소득의 매출액이 1억 400만 원에 미달하더라도 약국이 이미 일반과세자이기 때문에 부동산임대사업자 역시 일반과세자가 되어 간이과세를 적용받을 수 없는 것이다.

한편, 약국을 운영하는 약사가 부동산임대사업을 하는 경우 사업자등록증을 반드시 새로 발급받아야 할까?

약국과 같은 주소를 가진 장소를 일부 나누어 부동산임대를 하는 경우 별도의 사업자등록증을 낼 필요 없이 부동산임대업이라는 종목을 추가하여 신고할 수 있다.

하지만 약국과 주소가 다른 곳에서 부동산임대업을 하는 경우 별도의 사업자등록증을 발급받아야 한다.

06

적격증빙

약국을 경영하게 되면 필수적으로 운영경비가 발생하게 된다. 운영경비는 약국에서 추후 소득세 산정에 있어서 경비로 인정받을 수 있으므로, 매출에서 이러한 경비를 제외한 실제 소득(순이익)을 기준으로 세금을 내게 된다.

따라서 약국으로서는 약국에서 발생한 경비를 잘 챙기는 것이 절세의 중요한 한 부분이라고 할 수 있다. 약국에서 사용한 경비를 잘 챙긴다는 의미는, 다르게 말하면 지출한 영수증을 잘 챙긴다는 의미라고도 할 수 있다.

약국의 매입 형태를 살펴보면 대략 다음과 같다.

의약품이나 전기요금, 통신비, 전산프로그램사용료, 보완시스템 등은 **세금계산서**를 받고 여성 생리대 등은 부가세가 없는 **계산서**를 받는다. 또한, 약국에서 필요한 간단한 소모품이나 필요경비 등은 **신용카드**로 구매하고 신용카드전표를 받는다. 마트 등에서 약국의 필요 용품을 현금으로 사게 되면 **현금영수증**을 발급받게 된다. 또 간단한 문구류는 동네 문구점에서 **간이영수증**을 받고서 사기도 한다.

이처럼 약국 경비에 해당하는 물품 등을 사면서 여러 형태의 영수증을 받게 된다. 그렇다면 이러한 영수증이 모두 지출증빙으로 세법에서 인정받을 수 있을까?

그렇지 않다.

세법에서는 규정된 적격증빙이어야만 인정받을 수 있다. 세법에서 인정하는 적격증빙은 ① 세금계산서, ② 계산서, ③ 현금영수증, ④ 신용카드전표를 말한다.

위에서 열거한 네 가지가 세법에서 말하는 적격증빙이라 할 수 있다. 따라서 우리가 많이 알고 있는 간이영수증은 원칙적으로 적격증빙에 해당하지 않는다. 즉, 위에서 열거한 적격증빙을 제외하고는 법정지출 증빙이 아니므로, 3만 원을 초과하는 지출에 대해서는 법정지출증빙을 받지 않는 경우 지출금액의 2%에 해당하는 증빙불비가산세의 불이익이 있다.

한편, 위에서 말한 적격증빙을 수취하지 않아도 되는 예외적인 경우가 있다. 대표적인 것이 거래 건당 3만 원 이하의 영수증(간이영수증)이라 할 수 있다. 특히 약국의 경우 3만 원 이하의 경우는 세금계산서를 받지 않고 간이영수증을 받아도 된다고 생각하여 가능하면 세금계산서를 받지 않으려고 하는 경향이 있다.

하지만 간이영수증이 지나치게 많게 되면 적격증빙 과소수취업체로 선정되어 세무당국에 소명하여야 하는 경우가 있으므로, 될 수 있으면 세금계산서를 받는 것이 좋다.

또한, 약국의 건물주가 간이과세자이면 세금계산서를 받을 수 없으므로 계좌 송금을 하게 되면 적격증빙을 수취하지 않아도 가능하다. 임차료를 지급하면서 적격증빙을 받지 못하더라도 은행 등에 임대인에게 이체한 내용을 제시한다면 비용으로 인정받을 수 있다.

물론 약국의 건물주가 간이과세자가 아닌 일반과세자에 해당하는 경우에는 당연히 세금계산서를 수취해야 한다.

한편, 3만 원 초과 접대비 지출에 대해 적격증빙을 수취하지 않으면 접대비용 자체가 인정되지 않으나, 증빙불비가산세는 적용하지 않는다.

주의할 것은 법정지출증빙을 수취하지 않았다고 해서 비용 자체가 인정되지 않는 것은 아니라는 것이다. 법정지출증빙이 아닌 증빙(예 3만 원 초과지출에 대해 간이영수증을 받은 경우)을 받은 경우라도 사업용으로 경비를 지출한 것이라면 비용으로 인정받을 수 있다. 다만, 거래금액의 2% 가산세를 부담해야 한다.

따라서 될 수 있으면 적격증빙을 수취하는 것이 좋다.

이를 요약하면 다음과 같다.

1. 지출증빙이 없으면 비용으로 인정받지 못한다.
   지출증빙서류가 없어도 장부 기장은 할 수 있으나, 이렇게 하면 장부에 기록된 거래 내용 등이 사실인지 아닌지가 확인되지 않으므로 비용으로 인정받을 수가 없다. 따라서 실제 지출된 비용도 지출증빙을 갖춰 놓지 않으면 비용으로 인정받을 수 없다.

2. 3만 원을 초과하는 접대비를 지출할 때 적격증빙을 수취하지 않으면 비용으로 인정받지 못한다.
   1회의 접대에 지출한 접대비 중 3만 원을 초과하는 접대비로써 정규영수증을 수취하지 않고 간이영수증을 수취한 경우에는, 그 접대비를 비용으로 불인정한다. 다만, 이때 가산세는 부담하지 않는다.

3. 정규영수증을 받지 않으면 가산세를 부담한다.

접대비를 제외한 일반 경비를 지출할 때 정규영수증을 수취하지 않고 간이 영수증을 수취한 경우에는 비용으로는 인정받을 수 있지만, 가산세(증빙불비가산세)를 부담해야 한다.

지출한 영수증 등은 법적으로 5년간 보관해야 하는 의무가 있다.

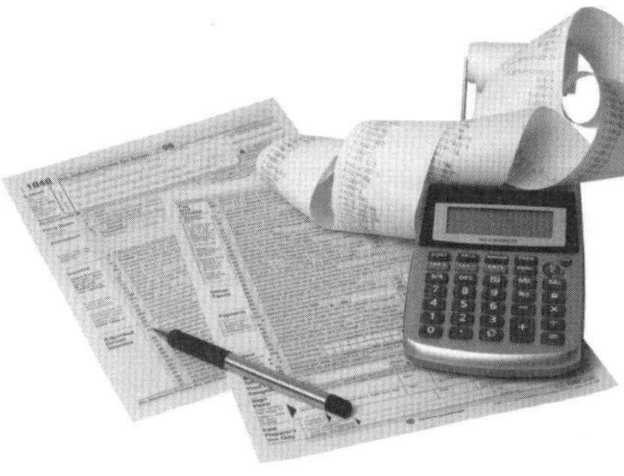

07

무자료매입

약국에서 의약외품의 경우 무자료로 물건을 구입하여 판매하는 경우가 종종 있다.

무자료거래라는 것은 말 그대로 자료없이 상거래를 하는 것을 말한다. 여기서 자료라는 것은 세금계산서나 카드매입을 말한다. 따라서 무자료거래란 세금계산서를 주고받지 않은 상태이거나 카드매입을 통하지 않은 상태에서 거래가 이루어지는 것을 말한다.

그렇다면 무자료로 구입하여 판매하는 경우, 약국의 세금에 미치는 영향은 어떻게 될까?

우선 약국장으로서는 무자료로 물건을 구입하여 판매하는 경우에 세원 노출이 되지 않아 약국에 유리하지 않을까 생각한다.

결론적으로 말하면, 그렇지 않다는 것이다. 비밀은 약국의 신용카드 매출에 있다.

최근 약국 손님의 대부분은 신용카드를 사용한다. 도심의 경우 매출의 90% 이상이고, 심지어 95%까지도 신용카드로 결제한다. 이렇게 손님들이 신용카드로 결제를 하게 되면 어떻게 될까? 그렇다. 매입은 없는데 매출이 잡히기 때문에 전체 매출이 바로 소득의 증가로 이어지게 된다.

1,000,000원짜리 의약외품을 무자료로 구입하여 1,300,000원에 신용카드로 판매하는 경우를 예로 들어 보자(소득세 한계세율은 지방소득세 포함하여 38.5%로 가정).

구분		실제	무자료거래 시
판매 마진	판매가	1,300,000원	1,300,000원
	매입가	1,000,000원	-
	소득세 계산 마진	300,000원	1,300,000원
소득세 부담액(38.5%)		300,000×38.5% =115,500원	1,300,000×38.5% =500,000원
실제 마진		300,000원	300,000원
소득세 차감 후 실제 마진		300,000원-115,500원 =184,500원	300,000원-500,000원 =(-)200,500원

이처럼 실제 소득은 300,000원이지만, 매입자료가 없기 때문에 매출금액인 1,300,000원 전액이 약국의 과세표준이 되어 세 부담은 기하급수적으로 늘어나게 된다. 표면상으로는 이익이 있어 보이지만, 실제로는 매우 큰 손실을 보고 있다. 여기에 소득증가로 인한 4대 보험 증가분까지 고려한다면 손실 규모는 더욱 커지게 된다.

따라서 신용카드나 현금영수증 매출비율이 높은 약국의 경우에는 절대로 무자료매입을 통해서 판매하지 않아야 한다.

신용카드 비율이 높지 않아 현금판매 비율이 높다고 하여 무자료거래가 마냥 유리한 것만은 아니다.

왜냐하면, 무자료를 요구하는 업체의 경우 특정한 한 곳만을 무자료로 거래하고 있지 않고 많은 업체를 무자료로 거래하고 있으므로 항상 세무당국의 표적이 될 수 있다.

이들이 거래하는 많은 업체 중 한 곳이라도 과세당국에 포착된다면, 이로 인하여 약국에 파생되는 세무조사나 소명 요구 역시 매우 큰 가산세나 과태료를 추가로 부담하게 된다.

08

약국의 과세사업과 면세사업

겸업 사업자란?

약국 세무의 가장 큰 특징 중 하나가 과세와 면세를 같이 영위하는 겸업 사업자라는 것이다. 겸업 사업자란, 한 사업장에서 부가가치세가 과세되는 재화나 용역을 공급(과세사업)하면서 동시에 부가가치세가 면세되는 재화나 용역을 공급(면세사업)하는 사업자를 말한다.

약국의 경우 일반약을 판매(과세사업)하면서 동시에 처방 약을 지어 판매(면세사업)하기 때문에 겸업 사업자로 분류할 수 있다.

겸업 사업자의 부가가치세법상 거래 구분

약국 내에서 판매되고 구매되는 모든 재화나 용역을 과세와 면세로 구분하는 것을 원칙으로 하여 장부에 적어야 한다. 즉, 판매되는 품목이 '과세사업' 품목인지 '면세사업' 품목인지를 명확히 구분하여 판매하는 것을 원칙으로 하여야 하며, 사는 재화와 용역이 '과세사업'에 대응되는 것인지 '면세사업'에 대응되는 것인지를 분명히 구분하여 장부를 기장하여야 한다.

약국 판매(매출)의 경우 과세와 면세

약국 매출의 경우 의약품 조제 판매와 일반약 판매로 크게 나눌 수 있다. 따라서 **조제약 판매의 경우는 면세 매출에 해당하는 반면, 일반약 판매는 과세 매출에 해당한다.**

조제약 매출의 경우 비교적 쉽게 파악할 수 있다. 약국에서는 건강보험공단에 조제 금액을 청구하기 위해 반드시 필수적으로 사용하는 청구프로그램 등에 조제 매출 내용이 모두 나와 있으므로 쉽게 파악할 수 있다.

따라서 약국에서 면세 매출인 조제 매출에 대한 금액은 비교적 쉽게 파악할 수 있다.

한편, 일반약 매출은 POS 시스템 등을 사용하는 경우 쉽게 파악할 수 있다. 하지만 현재 약국의 POS 시스템 이용률은 낮고, POS 시스템을 사용하지 않으면 개략적으로 파악될 수밖에 없다.

최근에는 조제 매출과 일반약 매출 이외에도 다양한 약국 매출이 일어남을 알 수 있다. 건강기능식품 판매, 화장품 판매, 기타의료기 판매, 한약 판매 등으로 구성되어 있다. 심지어는 약국 매장을 일부 임대해서 수수료 판매를 올리는 곳이 있는가 하면, 건강기능식품을 판매하는 인터넷 매출이 발생하는 약국도 많이 생겨나고 있다.

이 중에서 의료기 매출의 경우 영세율로 규정된 경우를 제외하고는 과세 매출에 해당하고, 한약 매출의 경우 약을 지어 판매하는 경우는 면세 매출에 해당하나 달여서 포장된 한약을 구매하여 그대로 판매하는 경우에는 과세 매출에 해당한다고 할 수 있다. 나머지 매출도 의약품 조제가 아닌 경우에는 모두 과세 매출에 해당한다고 할 수 있다.

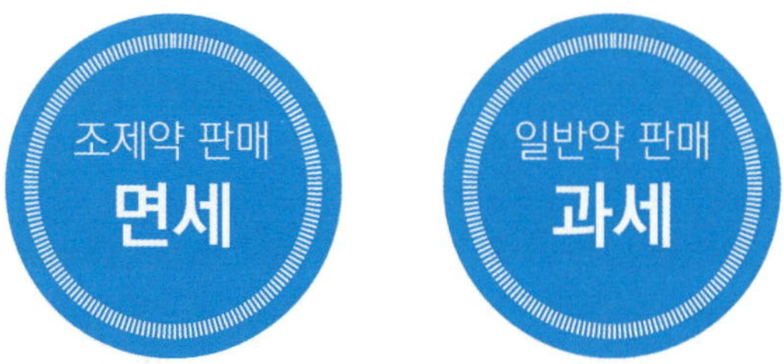

약사가 제공하는 조제용역은 **면세**로 규정
(부가가치세법 제26조)

09

금연치료 보조금과 당뇨소모성 재료

부가가치세 신고를 하는 경우 특이한 사항 중에 대표적인 것이 금연치료 보조금과 당뇨소모성 재료가 있다.

금연치료 보조금의 신고

일반적으로 약국 조제 매출 신고의 경우에는 약국 청구프로그램에 저장된 내용을 기준으로 신고하게 된다. 하지민 금연치료 보조금의 경우에는 약국의 청구프로그램을 통해 공단에 청구하는 것이 아니라, 국민건강보험공단 사이트를 이용하여 조제내역을 청구하게 된다. 이러한 이유로 약국에서 사용하는 청구프로그램에는 금연치료 보조금 조제 매출과 관련된 자료가 없다.

간혹 청구프로그램 자료만 출력하여 회계사무실에 전달하는 경우, 그대로 금연치료 보조금 관련 조제 매출을 누락하는 경우가 발생하게 된다.

따라서 반드시 부가가치세 신고를 하는 경우 금연치료 보조금 관련 내용을 빠짐없이 회계사무실에 전달해야지만 조제 매출 누락으로 인한 세무상 불이익을 받지 않게 된다.

당뇨소모성 재료의 신고

혈당측정검사지, 채혈침(란셋), 인슐린 주사기, 인슐린 주삿바늘, 인슐린펌프용 주삿바늘 등과 같은 당뇨소모성 재료의 경우 의사의 처방전을 구비한 상태에서 판매를 하는 경우 구입 환자가 국민건강보험공단으로부터 구입금액을 환급받게 된다.

사실상 의사의 처방전에 따라 판매하기 때문에 조제 매출로 생각하기 쉽다. 하지만 당뇨소모성 재료는 의약품의 조제가 아니라 의료기기에 해당하기 때문에 조제 매출에 해당하지 않는다.

부가가치세법 제26조 제5항과 이에 따른 부가가치세법 시행령 제35조 제4항에 의하면 부가가치세가 면세되는 의료용역에는 "약사법에 따른 약사가 제공하는 의약품의 조제용역"이라고 명시하고 있다. 따라서 당뇨소모성 재료는 의약품이 아니므로 아무리 의사의 처방전을 받았다 하더라도 부가가치세법상의 면세(비과세)가 되지 않는다.

부가가치세를 신고하는 경우 과세에 해당된다고 할 수 있다. 이러한 당뇨소모성 재료의 판매가 있는 경우에는 부가가치세를 신고할 때 별도로 부가가치세 신고와 납부를 해야 하는 것이다.

한편, 약국의 당뇨소모성 재료의 매출이 있는 경우 세금계산서를 발행해야 하는지에 대한 논란이 있다. 본질적으로 약국은 소매업으로서 다수 소비자를 대상으로 의약품을 판매하고 있기 때문에 세금계산서를 발행해야 하는 의무는 없다. 다만, 건강보험공단에서 세금계산서 발행을 요구하고 있기 때문에 세금계산서를 발행하여야 한다. 당뇨소모성 재료를 구입하는 환자에게 정부가 지급하는 90%의 급여를 청구하려면 구비해야 하는 서류 중의 하나로 세금계산서를 발행하여야 한다고 건강보험공단에서 요구하고 있는 것이다.

약국에서 현실적으로 환자 모두에게 세금계산서를 일일이 발행하는 것이 어려운 일이기 때문에 차선책으로 현금영수증을 발행하는 경우도 있기는 하지만, 건강보험공단의 입장은 세금계산서를 발행해야 한다는 입장을 고수하고 있다.

이러한 점에서 약사 사회에서는 세금계산서 발행을 필수서류에서 제외할 것을 요구하고 있지만, 건강보험공단에서는 여전히 발행해야 한다는 입장으로 맞서고 있다. 추후 건강보험공단에서 필수서류에서 제외한다면 세법상으로 세금계산서를 발행하지 않아도 되기 때문에 굳이 세금계산서를 발행할 필요가 없다.

보통 세금계산서 발행은 사업자번호로 발행하지만 당뇨소모성 재료를 구입하는 사람들은 사업자의 신분으로 구입하는 것이 아니라 환자 개인의 신분으로 구입하는 것이기 때문에 사업자번호 대신 주민등록번호로 세금계산서를 발행하여야 한다.

10

건강기능식품의 인터넷 판매

최근에는 건강기능식품을 취급하는 약국이 많아졌다. 동시에 건강기능식품의 경우 약국 이외에서 판매할 수 있으므로, 약국을 운영하는 약사가 직접 개인 쇼핑몰을 운영하기도 하고 오픈마켓을 이용하여 건강기능식품을 판매하기도 한다. 이러한 이유로 많은 약국이 인터넷 판매에 관심이 있는 것이 사실이다.

우선 전자상거래를 하려는 경우에는 사업자등록 이외에도 통신판매업 신고를 별도로 하여야 한다. 기존에는 약국사업자등록증이 있기 때문에 약국사업자등록증에 종목만 추가하면 가능했지만 최근에는 약국사업자등록증으로 인터넷쇼핑몰을 운영하여 건강기능식품을 판매하는 것은 약사법에 위반된다는 보건복지부 유권해석이 있기 때문에 별도의 사업자등록증을 발급받아야 한다.

통신판매업이란 통신에 의해 주문을 받고, 주문받은 상품을 택배와 같은 방식으로 고객에게 배송하는 것을 말한다. 통신판매는 물건을 소비자가 직접 보지 않고 물건값을 지급하기 때문에 통신판매업자의 신뢰성이 중요하다 할 수 있다.

따라서 통신판매업을 하는 경우 인허가 신고 절차를 거쳐야 한다. 그런데 이러한 통신판매업 신고를 할 때 제출해야 하는 서류에 '구매 안전 서비스 확인증'이 있어야 한다.

구매 안전 서비스 확인증이라는 것은 안전한 거래를 위해 소비자가 결제한 대금을 제삼자에게 예치해 두었다가 소비자가 물건을 받았을 때 이를 지급하는 거래 시스템이다.

은행에서 기업통장을 개설할 때 신청하거나, 결제대행사(이니시스, LGU+ 등)를 통해 구매 안전 서비스 확인증을 받을 수 있다. 오픈마켓 입점의 경우 판매자 딜러를 신청하고, 각 오픈마켓 홈페이지의 판매자를 위한 코너에서 구매 안전 서비스 확인증을 신청하면 된다.

사업자등록증과 구매 안전 서비스 확인증이 준비되면 통신판매업 신고를 담당 지역 구청에 방문하여 서류를 접수하면 된다. 인터넷으로 행정자치부가 운영하는 '민원24'를 통하여 간단하게 신청할 수도 있다.

사업자등록 종목 추가 또는 신청 → 구매 안전 서비스 확인증 발급 → 통신판매업 신고

이를 통해 인터넷 판매하는 경우 부가가치세 신고를 하여야 한다. 이때 중요한 것은 인터넷 판매이기 때문에 다른 어떤 매출보다 과세 투명성이 매우 높아 누락 없이 전액을 신고하여야 하므로, 관련된 비용 역시 철저히 챙겨야 절세를 할 수 있다.

인터넷 판매 매출금액은 각 오픈마켓 정산페이지를 통해 확인할 수 있다. 이때 정산페이지의 정산금액은 일반적으로 부가가치세를 포함한 금액이다.

매출금액은 신용카드, 현금영수증, 계좌이체 등 각각의 지급 수단별로 집계하여야 하며, 오픈마켓 수수료를 포함한 총금액을 매출금액으로 신고한다. 왜냐하면, 오픈마켓 수수료는 전자세금계산서가 발행되어 별도의 비용으로 공제되기 때문이다.

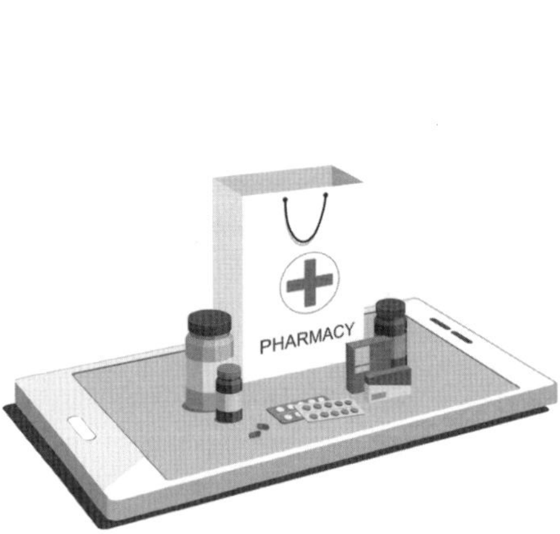

11

약국 신용카드 결제 시의 조제 매출과 일반약 매출

약국의 조제 처방에 의한 판매는 면세매출이지만 일반약 판매나 건강기능식품, 화장품판매 등은 과세매출에 해당한다. 따라서 약국판매가 이루어지면 조제 매출인지 일반약 판매 매출인지 구분하여 기록하여야 한다. 다행히도 조제약 판매의 경우 조제청구프로그램에 의해 관리가 이루어지고 있어서 매출판매가 비교적 잘 관리되는 편이다. 반면 일반약 판매의 경우 POS 시스템을 활용하여 잘 관리하는 소수의 약국을 제외한 대부분의 약국은 판매관리를 하기가 쉽지 않다. 따라서 POS 시스템을 도입하지 않은 약국에서 일반약 판매가 매일 얼마나 판매되었는지를 확인하고 관리하는 것은 대부분의 약국에서 거의 불가능한 일이라 할 수 있다.

POS 시스템을 설치하여 관리하는 약국마저도 입고관리부터 출고관리까지 신경 써야 하기 때문에, 손님이 많은 시간대에는 손님이 구매하는 것을 정확히 관리하는 것이 어려워 POS 시스템의 일부 기능만을 사용하는 약국도 많은 것이 현실이다.

그런데 최근에는 대부분의 약국 손님이 카드로 결제를 하거나 현금영수증 발행을 요구하고 있고, 2020년도부터는 약국도 현금영수증 의무발행업종에 속하게 되어 갈수록 약국의 매출은 더욱 투명하게 노출이 되고 있다.

이렇게 카드로 결제를 하거나 현금영수증 발행을 하게 되면 건별로 구분하여 관리를 하여야 한다. 카드매출이 조제약 매출인지 일반약 매출인지를 건별로 구분하여 관리하여야 한다. 왜냐하면, 조제약 매출을 카드매출로 결제하는 경우에는 조제약 매출이 이중으로 기록될 수 있으므로 조제 매출로 판매된 카드매출은 중복된 금액으로 신고를 해야 하기 때문이다. 반면 일반약 매출을 카드결제를 하였는데 조제 매출로 기록하게 되면 일반약 매출 누락으로 추후 세무조사과정에서 매우 큰 불이익을 받을 수 있기 때문이다.

따라서 조제 매출과 일반약 매출을 구분하여 기록하는 것은 약국의 매출을 확정 짓는 것과 같이 매우 중요한 과정이라 할 수 있다.

그런데 손님이 많은 경우에는 조제 매출과 일반약 매출을 정확하게 구분하기가 여간 복잡한 일이 아니다. 뒤에서 손님이 결제를 기다리고 있는 상황에서 일일이 일반약 매출과 조제약 매출금액을 구분하여 결제하는 것이 어렵기 때문이다. 따라서 많은 약국에서 정확히 구분하지 않고 대충 구분하여 결제하는 경우가 많다. 혹은 임의로 일반약 매출과 조제약 매출로 구분하는 경우도 많이 존재한다.

하지만 정작 세무 신고하는 경우에는 카드 단말기의 매출 구분이 맞지 않는다는 이유로 카드 단말기 금액을 무시하고 신고를 하는 경우가 많다.

그런데 그렇게 신고를 하게 되면 추후 문제의 소지가 생길 수 있다. 즉, 추후 세무서에서 카드 단말기 금액을 확인하게 되면 카드 단말기 금액을 우선으로 적용하여 과세할 수 있기 때문이다.

약사가 아무리 정확하지 않다고 주장한다 하더라도, 즉 구분이 정확하지 않다고 주장하더라도 매일매일 구분한 데이터를 최우선으로 신뢰를 하여 과세자료로 활용할 수 있기 때문이다. 이렇게 되면 약국은 매우 난감한 상황에 부닥칠 수밖에 없다. 이런 이유로 약국에서 카드 단말기상의 구분이 정확하지 않다고 하더라도 카드 단말기상의 금액으로 신고할 수밖에 없다. 그렇게 신고를 하지 않았을 경우 추후 세금 문제에 매우 불리해질 수 있기 때문이다.

따라서 약국의 카드 단말기 매출금액이 과세매출과 면세매출 구분이 정확하게 구분되는 것은 어렵다 하더라도 약국의 실제 구분과 크게 벗어나지 않게 구분하는 것이 매우 중요하다.

12

신용카드 매출과 신용카드 발행세액공제

최근에 영세 자영업자들의 세금부담을 덜어주기 위해 정부가 신용카드 등 매출세액공제 혜택을 연장하거나 한도액을 인상하기로 했다. 약국에서 손님이 신용카드를 사용하는 경우 매출세액공제 확대로 인하여 어떤 혜택이 있을까?

현재 카드 사용자의 세금혜택뿐만 아니라 각종 포인트, 편리성 때문에 거의 모든 소비자가 신용카드 등의 전자결제 방법으로 소비를 하고 있다.

이렇게 되자 사업자는 카드 수수료 부담은 물론이고 소득세 부담이 많이 증가하게 되었다. 따라서 일부 사업자는 최종소비자에게 부가가치세를 덜 받고 현금거래를 유도하고 싶은 유혹을 느끼게 된다. 따라서 정부는 사업자에게 더욱더 적극적으로 전자결제를 유도하여 거래자료를 양성화 시킬 수 있는 유인책이 필요하게 되었다.

정부가 이러한 대책의 하나로 최종소비자를 대상으로 하는 사업자에 한하여 거래자료를 양성화한 금액에 대하여 일정한 세액공제 혜택을 주기로 하였는데, 세법상 '신용카드 등 매출전표발급 세액공제'라고 한다.

'신용카드 등 매출전표발급 세액공제'는 신용카드 등의 전자결제를 적극적으로 수용하는 경우 매출자료의 노출에 따른 급격한 세금부담을 완화해 주기 위한 지원책이자 거래자료 양성화를 위한 유인책이다.

현재 과표 양성화와 영세 자영업자 지원을 위해 신용카드나 현금영수증 등을 통해 매출을 올리는 개인사업자에게 이러한 지원책의 목적으로 업종에 따라 일정률의 매출세액공제를 해주고 있다.

약국의 경우 직전연도 매약 매출의 공급가액이 10억 원을 초과하는 약국은 제외되며, 1.3%의 매출세액을 공제해 주고 있으며, 신용카드매출전표 등 발행세액공제 한도는 연간 1천만 원이다.

즉, 부가세 1기(1~6월)와 2기(7~12월)를 합쳐서 최대 1천만 원까지 공제할 수 있다.

- 세액공제액=신용카드 등 매출전표 발급금액×1.3%
- 한도: 연간 1천만 원
- 공제배제대상: 직전연도 매약 매출 10억 원 이상의 약국 사업자

여기서 매출이란, 조제 매출을 제외한 순수하게 매약 매출만을 의미한다. 또한 신용카드 발생세액공제를 적용받기 위해서는 신용카드나 기타 전자적 결제수단을 통한 결제가 필요하다. 그 이유는 전자적 결제수단을 통해 매출이 자동으로 기록되어 사업자의 매출 내역이 보다 투명하게 드러나도록 함으로써 과세의 공정성을 높이기 위함이다. 따라서 매약 매출이 많은 약국이나 건강기능식품 등을 약국 사업자로

하여 소규모 인터넷 매출이 있는 약국 사업자에게 아주 유용한 제도임을 알 수 있다.

한편, 대형할인점에 입점한 약국의 경우 고객이 결제할 때 판매시점 정보관리시스템(POS 시스템) 등에 따라 대형할인점 명의로 신용카드 매출전표를 발행하는 경우 세액공제를 받을 수 없다.

조제 매출의 경우 부가가치세가 부과되지 않는 면세 매출이기 때문에 제외되는 것이다.

간혹, 약국 사업자 중에서는 신용카드 매출 중 조제 매출은 부가가치세가 부과되지 않기 때문에 과도하게 조제 매출로 분류하여 매약 매출을 줄여서 신고하는 때도 있다. 하지만 이는 결코 바람직한 방법은 아니다.

과도하게 카드 매출을 면세 매출로 분류하는 경우 세무당국의 분석을 피할 수 없을 뿐만 아니라, 신용카드 매출 등 세액공제의 혜택을 볼 수 없기 때문이다.

13

현금영수증 의무발행

많은 약국 손님들이 약을 사가면서 카드로 결제를 한다. 간혹 현금으로 결제하는 경우 현금영수증을 발행해 주어야 한다. 이를 통해 소비자는 연말정산 시 소득공제를 받을 수 있다. 현금영수증이란 현금영수증 가맹점(약국)이 약을 공급하고 대금을 현금으로 받는 경우, 공급받는 자(손님)에게 발급하는 영수증을 말한다. 현금 결제 시 현금영수증 발급 여부를 물어보는 판매자들도 있지만, 대부분은 소비자가 먼저 요청하여 발급을 받게 된다. 그렇지만 의무적으로 현금영수증을 발급해야 하는 업종도 있다. 현금영수증 의무발급업종은 소비자가 요청하지 않더라도 자동으로 현금영수증을 발급해 주어야 한다.

즉, 현금영수증 의무발행업종에 해당하면 사업자가

① 건당 거래금액(부가가치세 포함)이 10만 원 이상인 재화나 용역을 제공하고,

② 그 대가를 현금(계좌이체 포함)으로 받으면 소비자가 발급을 원하지 않더라고 현금영수증을 발급해야 한다.

2020년부터 약국도 현금영수증 의무발행업종에 포함하게 되었다. 따라서 약국에서 일반약 판매를 하던 조제약 판매를 하던 총판매액이 10만 원을 넘어가는 경우, 소비자의 요청과 관계없이 무조건 현금영수증을 발급하여야 한다.

여기서 주의해야 하는 것이 조제약 판매의 경우 총약제비가 10만 원을 넘어가는 경우 현금영수증을 발급하여야 한다는 것이다. 총약제비는 본인부담금과 공단부담금을 모두 포함한 금액을 말하기 때문에, 손님이 부담하는 본인부담금만으로 판단하지 않고 공단부담금까지 포함한 금액이 10만 원을 넘어가느냐 넘지 않느냐로 판단한다.

현금영수증 의무발급업종 사업자(약국)가 부가가치세 포함 건당 10만 원 이상의 현금거래를 하고도 현금영수증을 발급하지 않게 되면, 이는 발급의무를 위반한 것이 되며 거래금액의 20%에 해당하는 가산세를 부과하게 된다.

현금영수증을 발행 시기(거래대금을 받은 날로부터 5일 이내)에 발행하지 않고 늦게 발행하는 경우에는 미발행으로 간주되기 때문에 거래금액의 20%에 해당하는 가산세를 부과하게 된다.

소비자가 현금영수증을 원하지 않거나 소비자의 인적사항을 모르더라도 발행을 해야 한다. 거래대금을 받은 날로부터 5일 이내에 국세청 지정코드(010-0000-1234)로 자진발급을 해야 한다(소득세법 시행령 제210조의3 제10항).

① 조제판매의 경우 일일이 공단부담금까지 확인하면서 현금영수증을 발행하는 것이 쉽지 않다. 따라서 현재는 대부분의 조제청구프로그램 관리업체가 조제청구프로그램의 업그레이드를 통해 자동으로 발행을 해준다. 모든 청구프로그램이 현금영수증 자진

발행을 해주고 있지는 않을 수 있으므로, 내가 사용하고 있는 조제청구프로그램이 현금영수증 자진발급을 하고 있는지를 확인해야 불이익이 없을 수 있다.

② 일반약 판매의 경우 POS를 사용하고 있는 약국에서는 내가 사용하고 있는 POS 시스템이 10만 원이 넘어가는 경우 현금영수증 자진발급을 하고 있는지를 확인하는 것이 좋다. POS 시스템은 세무조사가 시행되는 경우 언제든지 현금판매가 세무당국에 그대로 노출될 수 있으므로, 10만 원이 넘는 금액의 경우 시스템에서 자동으로 발행되도록 하는 것이 추후 큰 세무문제가 발생하지 않을 수 있다.

14

약국의 전자세금계산서 발급의무

의외로 많은 약국장이 세금계산서와 계산서를 혼동하는 경우가 많다. 약국에서 세금계산서 거래를 하는 경우가 대부분이지만 간혹 계산서 거래가 있으므로, 이 둘의 구분을 정확히 아는 것도 중요하다 할 수 있다. 세금계산서와 계산서의 차이는 우선 '세금'이라는 글자가 계산서 앞에 있느냐 없느냐는 것이다. 세금계산서는 세금이 포함된 계산서이지만, 계산서는 세금이 없는 계산서이다.

약국에서 약을 산 경우에 대부분 세금계산서를 받지만, 여성 생리대 등의 경우는 면세이기 때문에 계산서를 받게 된다.

이러한 세금계산서와 계산서는 부가가치세 신고를 할 때 누락 없이 반드시 신고하여야 하는 증빙서류이다. 세무대리인에게 세금계산서는 챙겨서 전달해 주지만 계산서를 빠뜨리는 경우가 간혹 있기 때문이다.

한편, 2011년부터 전자세금계산서를 도입하여 광범위하게 이용되고 있다. 약국도 예외가 아니어서 2024년 7월부터는 8천만 원이 넘는 경우에는 전자세금계산서를 의무적으로 발급하여야 한다.

약국에서 세금계산서를 발행할 일이 없다고 생각할 수 있는데, 이는 오산이다.

약을 구매하는 소비자가 세금계산서를 요구한다든지, 당뇨소모성재료를 판매하는 경우, 약국을 양도할 때 양수인이 포괄양수도가 아닌 개별양수도를 요구하는 경우, 약국의 건물을 매매하는 경우 등 언제든지 예기치 않게 약국에서도 세금계산서를 발행해야 하는 경우가 발생한다.

그런데 세금계산서를 잘못 발행했을 경우에는 가산세나 매입세액 불공제가 발생해서 매우 큰 금액의 손실을 볼 수도 있다.

특히 약국 건물을 팔고 살 때 전자세금계산서가 아닌 종이세금계산서를 발행함으로써 세금계산서를 발행해야 하는 때를 놓쳐 매입세액이 불공제되어 수천에서 수억 원의 손실이 순식간에 발생할 수도 있음에 유의해야 한다.

만약 전자세금계산서가 아닌 종이세금계산서를 발행하는 경우 가산세가 부과되기 때문에, 세금계산서 발행이나 계산서를 발행해야 하는 경우 한 번쯤 따져본 후에 발급해 주어야 함에 주의하여야 한다.

이러한 실수를 하지 않기 위해서는 될 수 있으면 전자세금계산서나 전자계산서를 발급하는 것을 습관화하는 것이 필요하다.

일반적으로 약국의 모든 증빙서류는 5년간 보관의무가 있지만, 전자세금계산서의 경우는 이러한 보관의무가 없다. 전자세금계산서 발행업체가 보관하고 있기 때문이다.

15

매입자료의 과세자료와 면세자료 구분

약국 매입의 경우 조제약 매입, 일반약 매입 그리고 기타 약국 경비와 소모품 매입으로 나누어 볼 수 있다. 크게 보아서는 의약품의 매입과 기타 경비의 매입으로 구분할 수 있다.

매입 시 부담한 부가가치세의 환급 여부

약품의 매입이든 기타 경비와 소모품의 매입이든 매입과정에서 세금계산서를 받았다면 약국이 부가가치세를 부담하였을 것이다.

이렇게 부담한 부가가치세는 과세로 사용되면 환급을 받을 수 있지만, 면세로 사용되면 환급을 받을 수 없다.

즉, 매입한 의약품이 일반약 판매로 사용되면 환급을 받을 수 있지만, 조제약 판매에 사용되면 환급을 받을 수 없다.

따라서 매입한 의약품이 일반약 판매에 사용되었는지 조제약 판매에 사용되었는지의 분류는 매우 중요하다. 이 금액을 제대로 분류를 하였는가에 따라 세무신고가 제대로 되었는지의 시금석이 될 수 있다. 분류된 금액을 기준으로 세무서에서 약국의 세무신고 적정성 여부를 검증할 수 있기 때문이다.

매입한 자료의 과세와 면세 분류방법

이때 약의 분류는 실제 사용된 용도에 따라 분류되어야 한다. 간혹 세금계산서에 전문약 또는 일반약으로 표기가 되어 발행되어서 약국으로 전송되기도 한다. 하지만 표기된 전문약 또는 일반약으로 분류하는 것이 아니라, 실제 약국에서 사용된 대로 분류되어야 한다.

세금계산서에서는 비록 일반약으로 표시되어 있다 하더라도 약국에서 조제용으로 사용되었다면 전문약으로 분류하여야 한다.

약사법에서는 전문약이냐 일반약이냐로 분류하는 것이 타당하겠지만, 세무적으로는 정확히 처방 약이냐 비처방 약이냐로 분류되어 처방약은 면세로, 비처방 약은 과세로 구분되는 것이다.

매입한 자료가 잘못 분류되는 경우의 문제점

만약 약의 분류가 잘못된다면 일반약 판매 신고금액이 사실과 다르게 너무 과하거나 부족하게 되어 궁극적으로 약국의 실제 재고와 장부상 재고에 큰 차이가 발생할 수 있다.

역으로 생각한다면, 장부상 재고가 약국의 실제 재고와 다르게 너무 과하거나 부족하거나 한다면 세무서로부터 매출누락을 한 것이 아닌지 또는 원가를 과다 계상한 것이 아닌지 의심을 받을 여지가 있다.

따라서 약국으로서는 단순한 분류 작업으로 느껴지겠지만, 실제로는 매우 중요한 일이라 할 수 있다.

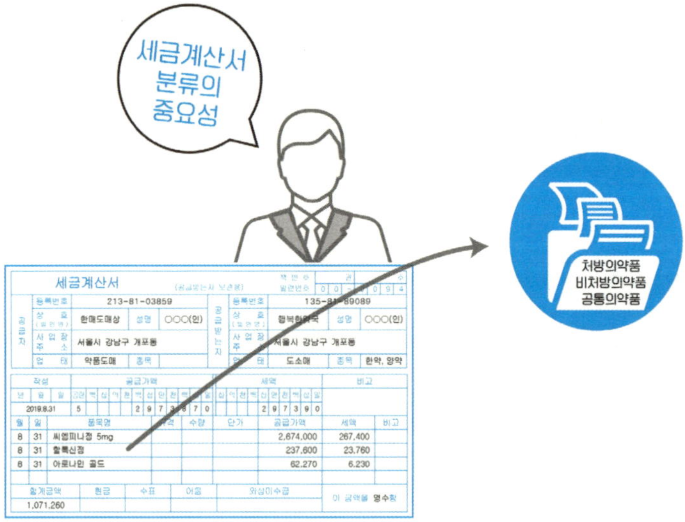

16

매입자료 안분계산

의약품을 구매하는 경우 조제용으로 사용되었는지 일반약 판매로 사용되었는지의 구분이 분명하지 않은 경우가 있다. 이러한 의약품의 매입은 전문약이나 일반약으로 분류하는 것이 아니라 공통의약품으로 분류하여야 한다.

즉, 공통의약품이란 전문약과 일반약 판매에 공통으로 사용되어 그 금액의 구분이 매우 어려운 경우에 구분하는 분류기준이다.

한편, 의약품이 아닌 약국 경비나 소모품도 구분이 명확한 경우 세무대리인에게 전달할 때 그 구분을 명확히 표시해 주어야 한다.

소모품의 경우 약포지나 투약병의 경우처럼 조제용으로 사용된 것이 명확한 경우는 '조제용 또는 전문약 관련 소모품'으로 표기하여야 한다.

반면 약품 진열대처럼 일반약 판매용으로 사용된 것이 명확한 경우는 '일반약 판매 관련 소모품'으로 표기하여야 한다.

하지만, 대부분의 약국 경비나 소모품 구매의 경우 그 구분이 모호한 경우가 많다. 예를 들면, 약국 경비 관련 비용(세콤 등)이나 정수기

대여비용 같은 경우에는 조제용의약품을 위해 샀는지 판매용의약품을 위해 샀는지의 구분이 모호하기 때문이다. 약국 임차료 비용, 전기료, 통신료 등이 이러한 항목 중 하나이기도 하다.

이러한 항목들을 가리켜서 공통매입액이라고 한다. 위에서 언급한 공통의약품 역시 공통매입액이라고 할 수 있다.

이렇게 구분이 모호한 항목들은 안분계산이라는 과정을 통하여 조제약품 판매용과 일반의약품 판매용으로 구분되어진다.

사업자가 과세사업과 면세사업 등을 겸영하는 경우 임차료 등이 과세사업과 면세사업에 공통으로 사용되는 것이라면 매입세액은 안분(按分)하여야 한다.

즉, 과세사업과 면세사업에 함께 상용하는 공통매입세액이 있는 경우 **과세매출액과 면세매출액 비율**로 이를 적절히 나누는 절차를 거치게 되는 것이다. 이렇게 적절히 나누는 절차를 안분계산이라고 한다.

면세사업 관련 매입세액 = 공통매입세액 × (면세매출액 / 총매출액)

이러한 일련의 과정(=안분계산)을 통하여 공통으로 사용한 매입세액 중에서 과세사업에 사용한 비율만큼만 공제를 해주게 되는 것이다.

17

약국의 매입자료 분류는 약국의 필수사항

회계사무실에 매입세금계산서를 전달해 줄 때 많은 약국에서 약을 전문약과 일반약 등으로 구분해서 전달해 준다. 그런데 이러한 구분을 하는 것은 여간 불편한 것이 아니다. 6개월 동안 전자세금계산서 전부를 분류하다 보니 세금계산서만도 수백 장에 달하기 때문이다.

사정이 이러하다 보니 약국에서 매입세금계산서 분류에 대한 다양한 생각이 존재하는 것 같다.

일부 약국 입장에서는 매입세금계산서 분류가 워낙 번거로운 일이다 보니 회계사무실에서 분류해주는 것을 서비스라고 인식하고 있는 약국도 있는 것 같다. 매입세금계산서를 분류해주는 회계사무실은 친절한 회계사무실이고, 그렇지 않은 곳은 약국을 불편하게 하는 회계사무실이다라는 생각을 가지고 있는 것이다.

또한 특정 회계사무실과 거래를 오래했기 때문에 담당자가 약의 분류를 잘 알고 있다고 철석같이 믿고 있는 약국도 있다.

또한 전문약과 일반약으로 제약회사나 도매상에서 표시해 주기 때문에, 제삼자가 분류를 해도 아무 문제가 없다고 생각하기도 한다.

하지만 이러한 생각은 잘못된 것이다.

우선 회계사무실에서 분류를 한다는 것은 필연적으로 틀리게 될 수밖에 없다. 팜택스를 운영하다보면 분류한 내용이 약국의 정확한 상태를 반영하지 못해 매입세금계산서를 잘못 분류한 것이 아닌가라는 질문을 하면, 대부분 약국에서는 본인이 직접 분류를 해서 틀린 것이 없다라고 주장한다. 하지만 다시 한번 자세히 볼 것을 권유하다 보면 잘못 분류된 사례를 많이 보게 된다.

약국에서 직접 분류해도 잘못된 경우가 많은데, 하물며 약에 대해서 문외한인 회계사무실 직원이 분류했을 때 잘못된다는 것은 너무도 일반적인 현상일 수밖에 없는 것이다. 회계사무실은 회계의 전문가이지 약에 대한 전문가가 아니기 때문이다.

또한 일반약으로 매입하여 처방을 받아 판매된 경우를 회계사무실에서 알 수 없기 때문이다.

세금계산서에 전문약과 일반약으로 표시되어 있지 않느냐라고 하지만, 세금계산서에 전문약과 일반약으로 표시된 대로 분류하는 것이 아니다. 왜냐하면, 세금계산서에 표시된 내용은 도매상이나 제약회사에서 구입하는 기준으로 분류된 것이기 때문이다.

매입세금계산서 분류는 약을 구입한 기준으로 하는 것이 아니라, 처방에 사용하였는지 비처방(일반약)에 사용되었는지에 따라 구분하여야 한다. 따라서 세금계산서에 표시된 대로 분류해서는 안 된다.

따라서 세무에 익숙한 약국은 매입세금계산서 분류가 번거롭더라도 직접 하는 것이다.

세금계산서 분류가 제대로 되지 않으면 약국의 재고자산이 실제와 맞지 않아서 추후 매우 많은 세금이 부과될 수 있고, 재고자산의 과부족으로 인하여 세무서 소명요구를 받을 수 있음에 유의해야 한다.

또한 일반약 판매금액을 추정하는데 있어서도 과다하게 신고될 수 있는 여지가 있어서 불필요한 세금을 납부해야 할 수도 있으며, 반대로 일반약의 매출이 지나치게 과소 신고가 될 수 있어서 세무서의 추후 소명요구 및 세무조사 가능성도 높아지게 된다. 따라서 약의 분류는 정확하게 약사가 직접 하는 것이 세무상의 불이익을 줄이는 것이라고 할 수 있다.

18

사업자등록 전 지출된 부가가치세 환급

약국을 처음 신규로 오픈하는 경우에는 사업자등록을 신청하기 전인 약국 시작 준비단계에서 많은 비용을 지출하게 되는 경우가 발생한다. 약국에서 사용하는 비품이나 개업하기 전에 인테리어 비용을 지출하는 경우를 예로 들 수 있다.

사업자등록증을 발급받기 전이기 때문에 세금계산서를 받을 수 없어 비용지출로 인정을 받지 못하거나, 부담한 부가가치세를 돌려받지 못하는 것이 아닌가라고 생각할 수 있다.

하지만 이러한 경우에도 적격증빙을 갖추게 된다면 부가가치세 매입세액공제가 가능하다. 사업자등록 전에 인테리어, 비품 등을 신용카드로 결제하는 경우 해당 카드전표를 통해서 부가가치세 매입세액공제가 가능하고, 세금계산서를 받을 경우에도 개국약사의 주민등록번호를 기재하여 세금계산서를 교부받으면 매입세액공제가 가능하다.

일반적으로 세금계산서는 사업자등록번호로 교부받게 되지만, 아직 사업자등록증을 발급받기 전이므로 주민등록번호로 세금계산서를 발급받을 수 있는 것이다.

특히 인테리어의 경우 일반적으로 카드결제가 어려우므로, 세금계산서를 발급받아야 부담한 부가가치세를 공제받을 수 있는 것이다.

또한 기존약국을 포괄양수도가 아닌 개별 양도를 통해서 일반약을 인수받는 경우에 세금계산서를 교부받아야 약품 매입으로서 정당한 적격증빙을 수취할 수 있다. 이러한 경우에도 사업자등록증을 발급받기 전이기 때문에 주민등록번호를 이용하여 세금계산서를 발급받을 수 있는 것이다.

이렇게 주민등록번호로 발급받은 부가가치세를 공제받기 위해서는 일정한 기간 이내에 사업자등록을 하여야 한다.

과세기간이 끝난 후 20일이 지나서 사업자등록을 신청하는 경우에는 그 매입세액을 공제받을 수 없으니 주의해야 한다.

예를 들어 8월 20일에 인테리어를 하여 주민등록번호를 이용하여 세금계산서를 받은 경우, 다음 연도 1월 20일까지는 사업자등록증을 발급받아야 한다는 것이다.

대신 과세기간 종료 후 20일이 지나버린 21일에 사업자등록을 하는 경우에는 2기(7월 1일~12월 31일)에 매입한 부분에 대하여는 매입세액공제를 받을 수 없다.

하루 차이로 매입세액공제를 받을 수 없기 때문에 유의하여야 한다. 특히 건물 구입 등과 같이 부담한 부가가치세 금액이 매우 큰 경우에는 더욱 유의하여야 한다.

〈주민등록번호를 이용하여 세금계산서를 발급받은 경우 사업자등록 신청 기한〉

구분	공제 여부
1. 1.~6. 30. 사이에 매입한 경우	7. 20.까지 사업자등록 시 매입세액공제 가능
7. 1.~12. 31. 사이에 매입한 경우	1. 20.까지 사업자등록 시 매입세액공제 가능

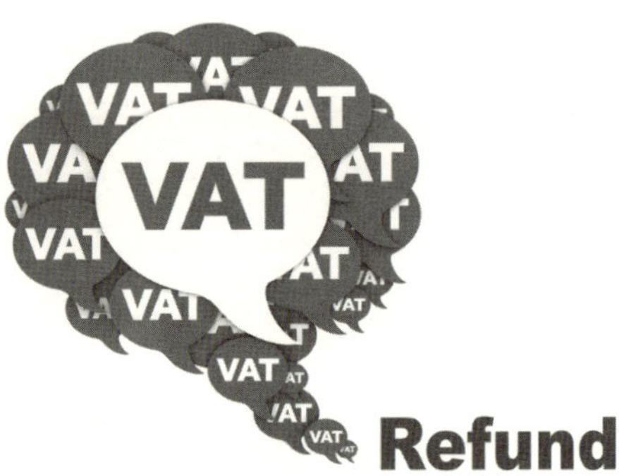

19

조제기계 판매와 구매

약국을 운영하면서 가장 어려운 일 중 하나가 사람을 고용하고 관리하는 일이다. 약국뿐만 아니라 사업을 하는 사람들 대부분이 사람 관리가 가장 어렵다고 이야기를 한다. 약국 또한 사람을 구하는 것부터 관리하는 것이 여간 힘든 것이 아니다. 따라서 최근에는 이러한 수고를 덜어주는 수단으로 자동조제기계(ATC)를 구매하고 있다. 이러한 기계를 구매함으로써 약국장으로서는 인력관리에 신경을 쓰는 대신 복약지도 등 다른 곳에 집중할 수 있기 때문이다.

그런데 구매가격이 높다 보니 시장에서는 중고 자동조제기계의 거래가 많이 활성화되어 있다. 즉, 사용하던 기계를 구매하는 것이다.

그런데 이러한 중고 조제기계를 거래할 때 증빙을 주고받는 경우가 드물다. 대부분은 증빙이 없이 판매하고 구매하여 송금으로 처리하는 경우가 대부분이다. 간혹 계약서 한 장을 작성하여 서로에게 교부하는 선에서 송금하는 때도 있긴 하지만, 약국 간에 계산서 등을 수취하는 경우는 매우 드물다.

세무 처리를 위해서는 증빙이 필수라는 것을 알고 있지만, 약국 간 거래에 있어서 서로 계산서 등의 증빙을 주고받는 것을 꺼린다.

하지만 약국 경비가 부족한 상황에서 거액을 주고 산 조제기계를 경비처리 하지 않는다면 실제 번 돈보다 더 많은 세금을 낼 수밖에 없다.

그 때문에 약국 간에 자동조제기계를 판매하는 경우 반드시 계산서를 주고받는 것이 좋다. 특히 구매하는 입장에서는 세무적으로 산 자동조제기계(ATC)를 감가상각을 통한 경비처리를 하기 위해서 반드시 법에서 정한 적격증빙을 갖추어야 하기 때문이다.

법에서 정한 적격증빙은 세금계산서, 계산서, 신용카드전표, 현금영수증을 말한다.

주의하여야 할 점은 앞에서도 언급했지만, 자동조제기계(ATC)의 경우 면세(조제)로 사용되었던 물품이기 때문에 세금계산서가 아닌 계산서를 발행하여야 한다. 세금계산서는 과세일 때, 계산서는 면세일 때 발행하는 적격증빙이기 때문이다. 계산서로 발행하여야 부가가치세가 부담되지 않는 것이다.

또한, 전년도 매출이 8천만 원이 넘는 약국의 경우 종이로 작성된 계산서가 아닌 e-세로 등을 이용하여 전자계산서를 발행하여야 하는 점에 유의하여야 한다. 물론 대다수의 약국이 총매출 8천만 원이 넘기 때문에 대부분의 약국이 전자계산서를 발행하여야 할 것이다.

20

약국 건물 매각과 부가가치세

약사에게 있어서 건물을 매각하는 경우는 일생에 있어서 많이 발생하는 일이 아니다. 보통 주택매매의 경우는 간혹 발생할 수 있지만, 상가를 매각하는 경우는 더더욱 드문 일이다. 이렇듯 자주 발생하는 일이 아니므로 세금**계산서를 주고받아야 한다**는 아주 중요한 사실을 놓치는 경우가 많다. 주택이나 아파트 매매에 있어서는 세금계산서를 주고받지 않는다. 하지만 상가건물을 팔고 살 때는 대부분 세금계산서를 주고받아야 한다.

상가를 매각하는 경우 세금계산서와 관련하여 세금계산서를 주고받아야 한다는 것과 또 중요한 사실이 있다. 바로 세금계산서를 정확한 금액으로 정확한 날짜, 정확한 방식에 따라 발행하여야 한다는 사실이다. 이렇게 정확한 금액으로 정확한 날짜에 정확한 방식에 따라 세금계산서를 발행하지 않는 경우, 가산세는 물론 부담한 부가가치세를 환급받지 못해 수천에서 수억 원의 손실을 볼 수도 있으므로 유의하여야 한다. 이에 대해 자세히 알아보자.

세금계산서를 정확한 금액으로 발행하여야 한다

일반적으로 약국을 매각하는 경우 토지분의 가격과 건물분의 가격이 나누어지지만, 대개 구분하여 판매금액을 책정하는 것이 아니라 일괄적으로 매매가격을 결정한다. 하지만 세법에서는 토지분과 건물분을 나누어 계약서에 금액을 구분하는 것이 좋다. 왜냐하면, 토지는 면세가 되어 부가가치세가 과세되지 않지만, 건물의 경우 과세로 분류되어 부가가치세가 과세되기 때문이다.

사실 약국이나 상가를 매각할 때 토지분 가격과 건물분 가격을 구분하여 기재하지 않아 매도자와 매수자 사이에 분쟁이 발생하는 경우가 적지 않다. 따라서 될 수 있으면 약국을 매각하는 경우 토지가격과 건물가격으로 구분하여 계약서에 작성하여야 한다.

만약 계약서에 토지가격과 건물가격을 구분하지 않았을 때는 부가가치세 납부를 위하여 일괄 금액을 토지분과 건물분으로 나누어야 한다.

이 경우에는 감정가액이 있는 때에는 감정가액을 기준으로 구분하며, 감정가액이 없는 때에는 기준시가를 기준으로 토지 부분과 건물 부분을 나누어야 한다.

상가(약국)매매 시 토지와 건물에 대하여는 안분계산을 하는데, 적절히 나누는 계산 방법은 다음과 같다.

> 상가매매가격×건물의 기준시가/(건물의 기준시가+토지의 기준시가)
> =매매가격 중 건물 해당 부분

이렇게 나누어진 건물가격 중에서 과세매출비율에 해당하는 부분만큼 세금계산서를 발행하는 것이다.

세금계산서를 정확한 날짜에 발행하여야 한다

세금계산서를 발행하는 경우에는 발행해야 하는 시점이 있다. 바로 재화나 용역의 공급 시기에 발행하는 것이다. 즉, 재화의 경우 그것이 상대방에게 소유권이 넘어가는 시점이 제공 시점이 될 것이고, 용역이라면 용역을 완료하는 시점이 발행 시점이 되는 것이다.

부동산의 인도 시점은 부동산의 등기이전을 마친 시점을 말한다.

그러나 미리 대금을 받으면 공급시기 이전에 세금계산서를 발행할 수 있다.

발행자로서는 가산세를 부담하지만, 매입자로서는 매입세액 불공제와 가산세의 문제가 발생하기 때문에 신중하게 세금계산서를 발행하여야 한다.

특히 세금계산서는 판매자가 발행하는 것이 의무이기 때문에 제때 정확하게 발행하지 않으면 매입자 측에서 가산세와 매입세액 불공제분을 부담할 것을 요구하기도 하므로 정확한 날짜에 발행하여야 한다.

세금계산서를 정확한 방식으로 발행하여야 한다

2024년 7월 1일부터 전자세금계산서 의무발행대상은 직전 사업연도 총공급가액이 8천만 원 이상이면 의무화 되었다. 대부분의 약국은 과세와 면세를 합한 공급가액이 8,000만 원을 넘기 때문에 종이세금계산서가 아닌 전자세금계산서를 발행하여야 한다. 따라서 운영 중인 약국을 매매하는 경우 전자세금계산서를 발행하여야 한다.

이 경우 종이세금계산서를 발행함으로 인하여 가산세 문제가 발생할 수 있으며, 전자세금계산서를 제때 발행하지 않아서 매입세액 불공제로 인한 수억 원의 손실을 볼 수 있으므로 전자세금계산서를 발행하는 것을 습관화하는 것이 필요하다 할 수 있다.

세금계산서 발행을 늦게 하거나 제때 하지 않은 것은 부정한 의도를 가지지 않은 사람에게 있어서는 매우 사소한 실수일지 모르지만, 부정한 의도를 가진 사람에게는 매우 중차대한 일이기 때문에 세법에서는 매우 엄격한 잣대를 적용하고 있다.

약국에서 순수하게 약을 짓는 약사에게 세금계산서와 관련하여 부정한 의도를 가질 수 없다. 따라서 약사에게는 사소한 실수일지도 모른다. 하지만 사소한 실수로 인하여 수억 원의 손실이 발생할 수 있음을 명심하고, 특히 건물 등을 양도 시 세금계산서를 발행할 때 매우 신중히 처리하여야 한다. 한편, 약국매출금액 기준이 점차 하향 조정되어 2023년 7월부터는 1억 원이 넘는 경우 2024년 7월부터는 8천만 원이 넘는 경우에도 전자세금계산서를 발급하여야 한다.

PART 4

약국의 종합소득세 신고

01

종합소득세란?

소득세(Income Tax)는 개인의 소득에 대하여 과세하는 세금이다. 이때의 소득이란, 일정 기간에 재화 또는 용역을 제공하여 얻은 수입에서 이에 대응하는 필요경비를 공제한 금액을 말한다.

소득세는 크게 종합소득세, 퇴직소득세, 양도소득세 등으로 구분된다.

종합소득세란, 개인의 각종 소득을 종합해 하나의 과세단위로 보고 세금을 부과하는 세금을 말한다.

세금부담을 가볍게 하기 위한 경우(퇴직소득세) 또는 세금계산 구조가 다른 경우(양도소득세)와 같이 특수한 사항이 있는 것을 제외하고는 모두 종합소득세로 과세하는 것이다. 따라서 매년 5월에 종합소득세를 신고할 때 퇴직소득과 양도소득에 관련된 사항은 합산하여 신고하지 않는 것이다. 퇴직소득과 양도소득은 소득이 발생하는 시점에 신고하면 되는 것이다.

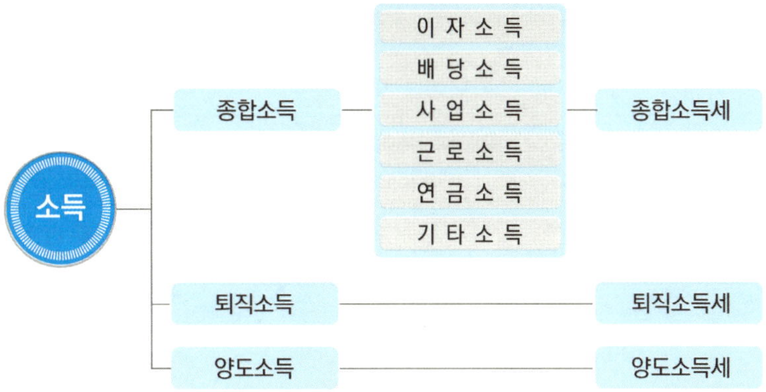

예를 들면, A라는 약사가 특정 약국에서 근로를 제공하면서 부동산 임대사업도 하고 있고 가끔 대학교에서 강연하며 특정 제약회사에 투자하여 배당도 있다면, A라는 약사에게는 근로소득, 사업소득, 기타소득, 배당소득이 한꺼번에 생기게 된다. 이들 네 가지 소득은 모두 종합소득에 속하므로 원칙적으로 합산하여 과세한다는 것이다.

합산하는 이유는 무엇일까? 여러 가지 소득을 합산하면 따로따로 과세하는 것보다 높은 세율(누진세)을 적용하여 소득이 많은 사람에게 더 많은 세금을 거둘 수 있기 때문이다.

종합소득세 계산의 기본적인 과정을 보면, 먼저 총수입 금액에서 그 수입을 얻기 위하여 들어간 필요경비를 빼서 소득금액을 구하고, 다시 소득금액에서 소득공제액을 빼서 과세표준을 구한다.

그리고 과세표준에 세율을 곱하여 산출세액을 계산한 다음, 이 산출세액에서 세액공제와 세액감면을 빼면 소득세액이 나온다.

위의 계산과정을 계산식으로 나타내면 다음과 같다.

① 총수입금액 - 필요경비 = 소득금액
② 소득금액 - 소득공제 = 과세표준
③ 과세표준 × 세율 = 산출세액
④ 산출세액 - 세액공제 및 감면세액 = 결정세액
⑤ 결정세액 - 이미 납부한 세액 = 납부할 소득세액

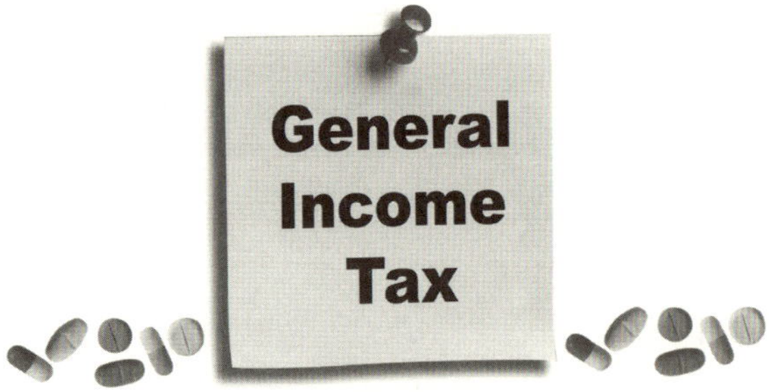

02

종합소득세 세율

약국에서 내야 할 세금을 계산하기 위해 과세표준에 적용되는 세금의 비율을 세율이라고 한다. 종합소득세 세율은 다음과 같다.

과세표준	기본세율	누진공제
1,400만 원 이하	6%	-
1,400만 원~5,000만 원	15%	126만 원
5,000만 원~8,800만 원	24%	576만 원
8,800만 원~1억 5,000만 원	35%	1,544만 원
1억 5,000만 원~3억 원	38%	1,994만 원
3억 원~5억 원	40%	2,594만 원
5억 원 초과	42%	3,594만 원
10억 원 초과	45%	6,594만 원

위의 표에서 보는 바와 같이 6~45%의 초과 누진세율이 적용되어 있다. 즉, 소득이 높을수록 세 부담이 누진적으로 적용되는 세율구조이다.

한편, 과세표준이 1억 원이면 그 금액의 35% 세율이 적용되는 것이 아니라 1,400만 원까지는 6%의 세율이 적용되고, 1,400만 원 초과~5,000만 원까지에 해당하는 3,600만 원에는 15%의 세율이 적용된다. 5,000만 원 초과~8,800만 원에 해당하는 3,800만 원에는 24%의 세율을 적용하며, 8,800만 원 초과~1억 원까지는 35%의 세율을 적용하는 것이다.

1,400만 원×6%+(5,000만 원-1,400만 원)×15%+(8,800만 원-5,000만 원)×24%+(1억 원-8,800만 원)×35%=19,560,000원

즉, 구간별로 과세표준이 차지하는 금액만큼의 세율을 적용한다.

위와 같은 방식으로 계산하면 다소 복잡한 감이 없지 않다. 따라서 간편하게 세금을 계산하는 방식이 있는데, 이는 '누진공제액'을 이용하는 방식이다.

위의 표 맨 오른편에 있는 '누진공제액'이란 산출세액을 계산할 때 과세표준에 최종세율을 곱한 금액에서 차감되는 금액을 말한다. 간편법을 이용하여 위의 과세표준이 1억 원일 때 세금을 계산하면 다음과 같다.

1억 원×35%-1,554만 원=19,560,000원

위의 첫 번째 방법과 두 번째 방법이 같은 결과임을 알 수 있다. 따라서 실무에서는 간단한 두 번째 방법을 많이 사용하고 있다.

03

종합소득세 신고와 납부

종합소득이 있는 약국 사업자는 '종합소득세 확정신고 및 자진납부계산서'를 다음 해 5월 1일부터 5월 31일까지 주소지 담당세무서에 신고하여야 한다.

매출액이 15억 원이 넘는 성실확인대상 약국의 경우에는 6월 30일까지 신고하고 내야 한다.

한편, 납부세액이 1천만 원을 초과하게 되면 납세자의 세 부담을 고려하여 세액을 나누어 낼 수 있다. 이를 소득세 분납이라고 하며, 분납기한은 본래 납부기한으로부터 2개월 이내이다.

보통 소득세 납부기한이 5월 31일까지이므로 분납기한은 7월 31일까지 분납이 가능하며, 성실확인대상자의 경우 6월 30일까지이므로 8월 31일까지 분납이 가능하다.

세액이 1천만 원을 초과하여 소득세를 나누어 내고자 하면 별도의 신청 없이 소득세 신고서상에 분납금액을 적으면 분납이 가능하며, 일단 분납을 신청한 금액에 대해서는 납부를 하지 않더라도 가산세가 부과되지 않는다.

납부할 소득세액	분납 가능한 소득세액
1천만 원 초과 2천만 원 이하	1천만 원 초과하는 금액
2천만 원을 초과하는 경우	낼 세액의 50% 이하 금액

예를 들면 다음과 같다.

〈낼 소득세액이 1,500만 원인 경우〉

5월 31일까지 납부 금액	7월 31일까지 납부 금액
1천만 원	5백만 원

〈낼 소득세액이 2,500만 원인 경우〉

5월 31일까지 납부 금액	7월 31일까지 납부 금액
1,250만 원	1,250만 원

한편, 매년 11월은 종합소득세 중간예납의 달이다. 종합소득세 중간예납은 1월부터 6월까지의 반기실적에 대한 소득세를 내는 것으로 직접 신고·납부하는 것이 아니라 세무서로부터 전년도 기준에 따라 절반을 고지받고 내게 된다.

이렇게 중간예납으로 미리 낸 세금은 다음 해 5월 종합소득세 신고할 때 기납부세액으로 공제가 된다.

중간예납은 상반기에 대한 소득세인 만큼 상반기에 대한 소득세 신고를 하고 내는 것이 정상적인 방법이겠지만, 개인사업자의 신고에 따른 납세협력비용 및 행정비용 등 제반 사회적 비용의 절감을 위하여 세무서에서 보내는 고지서에 의해 세금을 내고 있다.

고지서는 일반적으로 우편을 통해 주소지로 통보되지만, 간혹 누락되는 경우가 있으므로 세무서나 회계사무실에 문의 전화나 국세청 홈택스의 고지내용조회를 통해서 확인할 수 있다.

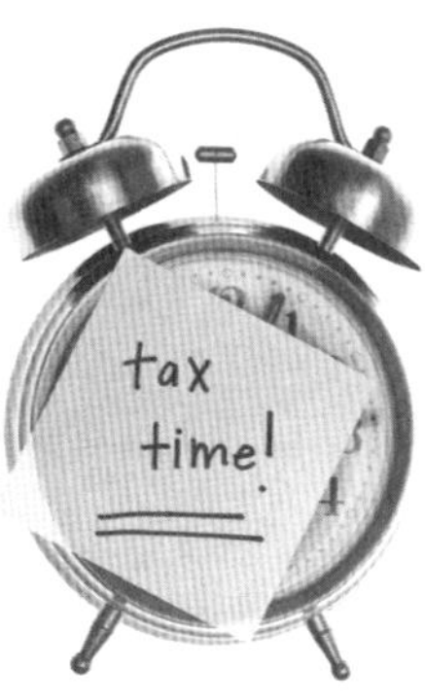

04

손익계산서

학생이나 수험생에게 1년 동안의 성적표가 있듯이 약국에도 1년 동안의 성적표가 있다. 바로 손익계산서를 말한다.

손익계산서란, 1월 1일부터 12월 31일까지의 기간 동안 약국에서 번 돈(수익)에서 사용한 돈(비용)을 빼서 얼마의 이익이 났는지를 나타내는 성적표라고 할 수 있다.

이를 그림으로 나타내면 다음과 같이 표현할 수 있다.

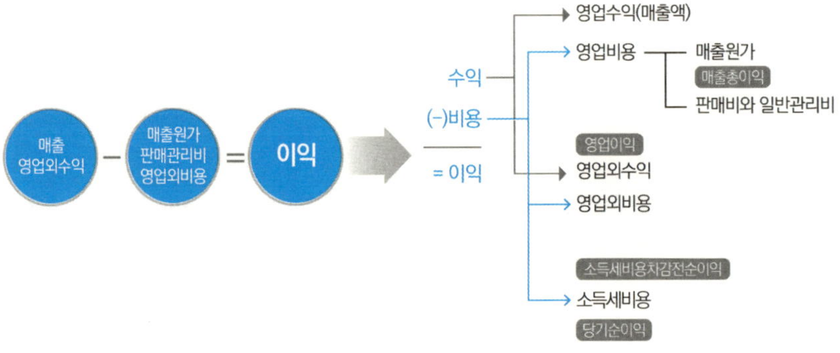

위와 같이 약국의 손익을 계산하지만 이를 정형화된 형식으로 표현하는데, 이러한 정형화된 형식이 손익계산서라는 표준화된 양식이라 할 수 있다.

이러한 손익계산서는 다음과 같은 양식으로 표현되고 있다.

손 익 계 산 서

제×기 20××년 1월 1일부터 20××년 12월 31일까지
제×기 20××년 1월 1일부터 20××년 12월 31일까지

회사명: 단위: 원(또는 천 원, 백만 원)

과목	제×(당)기	제×(전)기
	금액	금액
매출액	×××	×××
매출원가	×××	×××
매출총이익	×××	×××
판매비와 관리비	×××	×××
영업이익	×××	×××
영업외수익	×××	×××
영업외비용	×××	×××
소득세차감전순이익	×××	×××
소득세비용	×××	×××
당기순이익	×××	×××

매출액은 영업활동을 통해서 번 돈

매출액이란, 일반적으로 1월 1일부터 12월 31일까지 약품이나 기타 상품을 판매하여 받았거나 받을 총금액을 말한다.

약국에서 약품이나 상품을 판매하지 않고 카드사나 국가 등으로부터 돈이나 자산을 무상으로 받을 수 있는데, 이 금액은 매출액으로 계상하는 것이 아니라 영업외수익 등으로 계상하여야 한다. 따라서 매출

액이란, 순수하게 약국에서 영업활동과정에서 벌어들이는 돈이라고 생각하면 된다.

매출액으로 계상되는 금액은 돈을 받지 않았어도 받을 권리가 발생하면 매출액으로 계상하여야 한다. 약국 손님에게 조제를 하고 보험공단에 아직 청구하지 않았다 하더라도, 약국 손님에게 조제를 하는 순간 보험공단에 받을 권리가 발생하기 때문에 보험공단에 청구와 관계없이 매출액으로 계상하여야 한다.

매출원가는 약품 조제에 들어간 돈(=약값)과 일반약 판매에 들어간 약값

매출원가는 약국이 약품과 상품 등을 매출하는데 직접 연관되는 비용을 말한다.

조제약의 경우 공단에 청구되는 약값이 조제약의 매출원가가 되며, 일반약의 경우 전년도에 판매되지 못한 약품 재고액에 당기에 매입한 약품 매입액을 합한 다음 12월 31일 현재 판매되지 않은 기말 약품 재고액을 차감하여 산출한다.

일반약 매출원가 = 기초 약품 재고액 + 당기 약품 매입액 - 기말 약품 재고액

1개의 약품 매출이 발생하면 자연히 매출원가가 함께 발생하게 된다. 매출이 올라가면 매출원가도 함께 올라가고, 매출이 떨어지면 매출원가도 함께 떨어진다.

왜냐하면, 약국에서 판매하는 약품은 하늘에서 갑자기 뚝 떨어진 것이 아니라 약국에서 구매하여 판매하는 것이기 때문이다. 이것을 '수익비용대응의 원칙'이라고 한다.

매출총이익은 매출액에서 매출원가를 차감한 것

매출총이익은 매출액에서 매출원가를 차감해서 계산되는 금액을 말한다. 따라서 매출원가가 증가하면 매출총이익이 감소하고, 매출원가가 줄어들면 매출총이익이 늘어나는 구조가 되는 것이다.

매출총이익의 크기는 매출액과 매출원가에 달려있다. 매출액이 10억 원이라도 매출원가가 9억 원이라면 매출총이익은 1억 원에 불과하지만, 매출액이 5억 원인 약국이라도 매출원가가 2억 원이면 매출총이익은 3억 원으로 첫 번째 약국보다 이익이 크다고 할 수 있다.

이러한 매출총이익을 통해 약국의 판매마진을 파악할 수 있으므로 약국에서는 중요한 의미가 있다.

다만, 매출원가 계산에 있어 손상이나 진부화로 가치가 하락한 것과 도난이나 분실된 재고자산은 이 수치에서 나타나지 않는다. 이는 실제 재고 조사를 통해서 파악할 수 있다.

판매관리비는 상품을 판매하는데 들어가는 돈

판매관리비는 말 그대로 판매하는데 사용되는 비용으로 영업비용이라고도 한다. 약국 영업을 하는데 있어 약품값을 제외하고 주로 발생하는 비용이다. 직원의 월급, 퇴직금, 복리후생비, 접대비, 광고비, 임대료, 운송비, 감가상각비 등 다양한 항목을 포함한다.

영업이익은 매출총이익에서 판매관리비를 차감한 것

영업이익은 매출총이익에서 판매관리비를 차감해서 계산한다. 영업이익은 약국이 앞으로 계속 지속할 수 있는지를 가늠하는 가장 중요한 지표라고 할 수 있다. 일반적으로도 기업가치를 평가할 때 영업이익을 기본으로 해서 평가를 하게 된다. 영업이익이 높다면 그만큼 현금흐름이 좋으므로 좋은 기업으로 평가받게 되는 것이다.

영업활동과 관계없이 들어오는 돈과 나가는 돈

약국의 영업활동과 관계없이 들어오는 돈과 나가는 돈이 있는데, 이를 영업외수익 그리고 영업외비용이라고 한다. 이는 본연의 약품 판매활동과 관계없이 발생하기 때문에 '영업외'라는 말을 붙인 것이다.

영업외수익은 은행예금 등에서 발생하는 이자 수익을, 영업외비용은 은행 등에서 돈을 빌린 대가로 지불하는 이자 비용을 대표적인 예로 들 수 있다.

약국에서 사용하던 자동차나 자동조제기계를 처분하는 일이 있을 수 있는데, 이 경우 발생하는 이익이나 손실은 영업외수익이나 비용으로 각각 계상된다.

또한, 약국에서 발생하는 카드 포인트 역시 영업외수익으로 계상된다. 다만, 약국 사업자의 이자 수익은 사업소득이 아니라 이자소득으로 별도 과세하고 있는데, 다른 금융소득이 2,000만 원을 넘지 않는 한 별도로 소득세 신고를 하지 않아도 된다.

이는 이미 이자소득을 은행 등으로부터 받을 당시에 세금을 냈기 때문이다. 만약 2,000만 원이 넘는다면 이자소득을 사업소득에 합산하여 신고해야 한다. 이를 금융소득 종합과세라 한다.

당기순이익은 세금까지 고려한 최종의 이익을 의미

소득세차감전이익은 종합소득세 차감 전의 이익을 말하고, 당기순이익은 소득세차감전이익에서 종합소득세와 지방소득세를 차감한 후의 소득을 말한다.

05

재무상태표

재무상태표란, 12월 31일에 약국이 보유하고 있는 자산과 부채의 상태를 나타내는 표이다. 따라서 1년 동안의 실적을 나타내는 손익계산서와는 달리, 재무상태표는 12월 31일 현재의 상태를 나타낸다.

자산	부채
유동자산	유동부채
당좌자산	비유동부채
재고자산	자본
비유동자산	자본금
투자자산	
유형자산	
무형자산	
기타 비유동자산	

자산은 회계용어이지만 실질적으로 재산으로 생각하면 이해가 쉬울 듯하다. 자산이란 약국이 영업하기 위해서 보유하고 있는 모든 재산을 가리키는데, 유동자산과 비유동자산으로 나눈다.

회계에서 유동성이라는 개념이 존재하는데, 유동성은 쉽게 말해 '현금화 가능성'을 의미한다. 즉, 유동성이 높다는 표현은 그만큼 현금화가 쉽다는 것을 뜻한다.

유동자산

유동자산이란 현금이나 예금과 같이 1년 이내에 현금으로 전환되거나 소멸할 것이 예상되는 자산을 말하고, 당좌자산과 재고자산으로 나눈다.

당좌자산은 유동자산 중 현금이나 현금으로 쉽게 전환할 수 있는 수표, 예금, 외상매출금, 단기대여금 등을 말한다. 재고자산은 영업활동과정에서 판매 목적으로 보유하는 전문약과 일반약 등을 말한다.

비유동자산

비유동자산(고정자산)은 1년 이상 약국 내에 보유하면서 장기적인 수익을 올리거나 약국의 영업활동에 지속적으로 효익을 가져다주는 자산을 말한다. 비유동자산에는 투자자산, 유형자산, 무형자산, 기타 비유동자산이 있다.

재고자산은 판매 목적으로 보유하는 것이지만, 비유동자산(고정자산)은 판매 목적이 아니고 판매를 지원하기 위하여 보유하거나 투자 목적으로 장기간 보유하는 재산이라 생각하면 된다.

투자자산이란, 다른 기업을 지배할 목적 또는 장기간에 걸쳐 투자이익을 얻을 목적으로 보유하고 있는 자산을 말한다. 투자부동산, 장기금융상품 등을 말한다.

유형자산은 토지나 건물, 조제 장비, 차량 운반구 등과 같이 물리적인 실체가 있는 재산을 말한다. 반면, 무형자산은 물리적 실체가 없지만 식별 가능한 권리금이나 영업권, 상표권 등을 말한다.

기타 비유동자산은 투자자산, 유형자산, 무형자산에 속하지 않은 재산으로서 약국의 보증금 등을 말한다.

유동부채와 비유동부채

회계 기준상 부채는 1년 기준에 의하여 1년 이내에 상환해야 하는 유동부채와 1년 이후에 상환해야 하는 비유동부채로 구분된다.

유동부채에는 약품 대금을 외상으로 구입했을 때 발생하는 외상매입금, 은행에서 빌린 단기차입금 등이 있고, 비유동부채는 은행 등으로부터 장기적 목적으로 빌린 차입금 등이 있다.

자본

자본이란 자산취득, 비용지출 등에 필요한 자금을 약사 개인으로부터 조달되어 타인에게 상환의무가 없는 재산으로, 자산에서 부채를 뺀 금액으로 계산된다.

06

약국의 매출

조제 매출

약국의 부가가치세 신고가 소득세 신고의 기본이 된다. 따라서 좀 더 구체적으로 약국의 매출신고에 대하여 살펴보면 다음과 같다.

약국의 매출은 크게 조제 매출(면세분), 일반약 매출, 동물약 매출, 한약 매출, 담배 매출, 화장품 매출, 기타의료기기 매출 등으로 구성되어 있다.

1. 조제 매출

조제란, 특정한 사람에게 투여할 목적으로 의사가 발행한 처방전에 따라 약제를 정확·적절하게 조제하는 것을 말한다. 이러한 조제활동을 통하여 발생하는 매출을 조제 매출이라 하며, 조제 매출은 급여 매출분과 비급여 매출분이 있다.

조제 매출=급여 처방전 매출+비급여 처방전 매출

조제 매출액에 대하여 부가가치세가 부과되지 않는 면세이기 때문에 약국에서 실제로 부가가치세를 부담하지 않는다. 그렇지만 소득세는 총매출에 대하여 부담하기 때문에 조제 매출을 많이 신고하게 되면 그만큼 소득세 부담은 늘어나게 된다.

부가가치세를 신고할 때 조제 매출 중 보험 매출(=급여 매출)은 보험공단에 매출내역을 통보하고 금액을 청구한다. 이렇게 보험공단에 청구된 금액은 보험공단이 세무서로 통보하게 되어 있어 약국의 급여 매출은 세무서에 100% 노출되게 된다. 따라서 급여 매출은 약국에서 누락하거나 축소해서 신고할 수 없는 금액이다.

반면, 비보험 조제 매출액(=비급여 매출)은 보험공단에서 부담하는 부담분이 없어 공단에 청구하지 않는다. 따라서 비급여 조제 매출내역은 보험공단을 통하여 세무서에 자동으로 통보되지 않는다.

따라서 비급여 조제 매출이 노출된 자료가 아니기 때문에 누락하거나 축소신고하여도 문제가 없다고 생각할 수 있는데 그렇지 않다.

비보험 조제 매출액을 누락하거나 축소하여 신고하는 경우에는,

① 비보험 조제에 사용된 의약품이 약국에 매입 세금계산서를 수령하게 되어 있고,
② 거래상대방인 제약회사나 도매상에 매출 세금계산서가 있어서 판매내역을 파악할 수 있고,
③ 이미 조제에 사용되었으므로 약국에는 실제로 보유한 재고가 없게 되는 반면, 장부에는 재고가 계속 늘어나게 된다.

따라서 매입자료는 있고 실제 재고에는 없고 매출근거(처방전)는 있는데 매출액에 누락시킨다면, 장부상의 재고가 그만큼 늘어나게 되어 재고금액이 비정상적으로 장부에 기록될 수밖에 없어서 세무서로부터 소명을 요구받을 수 있다. 따라서 비급여 매출 역시 약국에서 누락할 수 없는 매출이라고 할 수 있다.

2. 조제 수입의 구성

일반적으로 처방전에 의하여 약을 사는 경우 일부를 환자가 부담하고(=본인부담금) 나머지는 건강보험공단에서 약국에 보조(=공단청구액)를 하고 있다. 따라서 약국 조제 매출은 본인부담금과 공단청구액을 합한 금액이라 할 수 있다.

조제 수입의 구성 = 본인부담금 + 공단청구액 = 조제수가 + 약가청구액

3. 조제 매출은 청구프로그램상의 금액뿐만 아니라 건강보험공단의 '금연치료 보조금' 또한 매출에 포함되어야 한다

일반적으로 약국의 조제내역은 급여 매출이든 비급여 매출이든 조제청구프로그램을 통해 관리된다. 하지만 금연치료 보조금의 경우 조제청구프로그램을 통해 관리되는 것이 아니라 건강보험공단 사이트를 통해서 직접 청구하기 때문에 조제 매출을 신고할 때는 건강보험공단 사이트의 금연치료 보조금까지 포함을 시켜 조제 매출로 신고하여야 한다.

약국의 매출 - 기타 매출

1. 일반약 매출

약국에서 박카스, 아로나민 골드, 신신파스, 우루사 등 병원의 처방전에 의하지 않고서 판매하는 의약품으로서 부가가치세의 과세대상에 해당하며, 동시에 종합소득세 과세대상에 해당된다.

구분	부가가치세 과세대상	종합소득세 과세대상
조제약 판매	과세 아님	과세
일반약 판매	과세	과세

일반약 매출은 관리가 쉽지 않다. 음식점이나 편의점의 경우 POS 시스템이 활성화되어 있어서 정확한 판매가 기록되고 관리되지만, 약국의 경우 POS 시스템 사용률이 20% 전후 밖에는 되지 않는다. 이러한 POS 시스템 사용자도 정확히 매출을 관리하는 것이 아니라 개략적으로 관리하는 경우가 많아서, 실제 약국의 일반약 매출이 얼마인지를 가늠하기란 쉽지 않다.

간혹 대형문전약국의 경우 전문약 판매코너와 일반약 판매코너가 달라 완전히 다른 카드단말기를 사용하고 다른 POS 시스템을 사용하는 경우가 있긴 하지만, 대부분의 약국에서는 조제약을 구입하는 손님이 일반약도 구입하는 경우가 많아서 정확히 일반약 판매를 구분하는 것은 쉽지 않다.

약국세무신고에 있어서도 일반약 판매금액을 정확히 산정해서 신고하는 것은 여간 어려운 것이 아니다. 약국에서도 알 수 없는 일반약 판매금액을 세무대리인이 파악한다는 것은 더욱 어렵기 때문이다.

일반약 판매액을 정확히 확인할 수 있는 약국의 경우 정확한 금액으로 신고가 가능하겠지만, 그렇지 못한 약국은 일반약 구입이나 카드 결제금액을 통한 간접적인 방법에 의존한다.

2. 화장품 판매 등

일반적으로 물건을 팔 때 품목마다 마진율이 다르다. 안경을 팔 때와 손톱깍이를 팔 때 마진이 다를 수밖에 없다. 따라서 국세청에서는 각각의 품목에 대하여 마진율(또는 부가율)을 평균적으로 산정해 놓고 있다.

국세청은 약국에서 화장품을 파는 경우와 일반약품을 파는 경우 부가율을 다르게 파악하고 있다. 따라서 약국에서 일반의약품을 파는 경우 부가율을 25% 전후로 파악하고 있는 반면, 화장품은 13.5% 전후로 파악하고 있다(1998년 국세청 최종 부가율 발간 자료집이기 때문에 현실과는 다를 수 있음. 국세청에서는 1998년 이후로 부가율 자료집을 발간하지 않고 있음. 하지만 화장품 판매의 부가율이 일반의약품 판매 부가율보다는 낮다는 것을 확인할 수 있다).

따라서 실제로 화장품 판매를 했을 경우 이를 구분하여 가능하면 화장품 판매(코드: 523111)로 신고하는 것이 유리하다.

최근에는 약국 사업자가 인터넷으로 건강식품을 판매하는 경우가 있다. 인터넷 판매의 경우 결국 가격경쟁이므로 낮은 가격으로 판매를 하기 때문에 매우 낮은 부가율이 나올 수밖에 없다. 따라서 인터넷 판매의 경우에는 인터넷 매출(코드: 523131)로 신고하는 것이 좋다. 이를 구분하지 않는다면, 매출이 높은데 마진(이익)을 적게 신고했다는 오해를 받을 수 있다.

따라서 판매 종류에 따라 다르게 신고하여야 약국에서 일반의약품 신고를 낮은 마진율(부가율)로 신고하였다는 오해를 받지 않는다.

세무대리인의 경우 약국 판매 종류를 정확히 알 수 없기 때문에, 약국에서 판매금액을 종류별로 구분하여 주는 것이 좋다.

07

POS를 통한 매출관리와 세무신고

약국의 POS 시스템 사용

최근 약국의 POS 시스템 사용이 점점 증가하고 있다. 이는 약국에서 일반약 판매나 재고관리의 편리성 때문인 것으로 보인다.

그런데 POS 시스템을 사용하고 있다는 것은 매일매일의 현금판매에 대한 기록을 모두 가지고 있다는 의미이다. 여전히 POS 시스템을 사용하지 않고 있는 약국의 경우 하루 판매대금이 어느 정도인지를 감으로 알뿐 실제 금액을 정확히 알 수가 없다. 따라서 세무서에 신고하는 매출도 역시 알 수 없으므로 개략적으로 매입금액을 보고서 부가율 등을 적용하여 신고하게 된다.

그런데 POS 시스템을 사용하는 경우에는 다르다. 매일매일의 매출금액을 정확히 파악하고 있다. 따라서 세무신고 시점에 POS를 사용하고 있는 약국은 약국의 매약 매출에 관한 자료를 정확히 확인할 수 있다.

이 경우에도 개략적으로 매입금액을 통한 부가율로 신고해도 문제가 없을까? 전혀 그렇지 않다. POS 시스템을 사용하는 경우에는 POS 시스템에 있는 매출로 신고를 하여야 한다.

POS 시스템 사용과 세무조사

POS 시스템으로 관리를 하고 세무신고는 개략적으로 한다면 어떻게 될까?

모든 세무조사가 전산 전문가를 동행해서 나오지는 않는다. 그러나 최근의 추세를 보면 세무조사가 나오면 전산 전문가가 동행하는 경우가 종종 발생한다. 이 경우 전산 전문가가 POS 데이터를 그대로 자료를 내려받아 가져가서 분석하면 약국의 매출이 그대로 노출될 수밖에 없다.

POS 시스템으로 확보된 매출자료와 신고된 매출자료를 분석하여 누락된 금액을 추징하게 된다. 세무조사 과정에서 세무서에서 POS 데이터를 확보한 경우에는 약국에서 빠져나갈 수가 없다. 매일매일의 자료를 너무도 정확하게 기록한 것이기 때문에 과세근거의 자료로서는 충분하기 때문이다. 이러한 경우에는 약국에서의 소명에도 한계가 있어서 세무서가 추징하는 세금으로 그대로 추징될 수 있다.

POS 데이터를 삭제하거나 클라우드로 저장을 하는 경우

간혹 POS 데이터를 주기적으로 삭제를 하는 경우도 있다. 추후 세무적으로 문제가 될 수 있으므로 사전에 조처하기도 한다. 하지만 전혀 의미 없는 행동일 수 있다. 모든 자료를 삭제하더라도 국세청이 복원하는 데는 별 어려움이 없기 때문이다. 서버를 교체하지 않은 이상 삭제하는 것이 의미가 없다는 것이다. 하지만 서버를 교체하는 것도 현실적으로 불가능하다. 왜냐하면, 기존의 약에 대한 데이터(재고, 품목, 고객관리 등)를 모두 새로 입력해야 하는데 주기적으로 이러한 작업을 하는 것은 관리상 불가능에 가깝다. 삭제해도 최근 자료 복원기술이 뛰어나기 때문에 대부분 복구를 해낸다. 이렇게 의도적으로 자료를 삭제하는 경우에는 오히려 조세범 처벌법에 따라 가중 처벌될 수도 있다.

최근 POS 데이터를 약국이 아닌 클라우드나 웹 사업자 서버에 저장하는 경우도 있는데, 이때도 국세청에서는 클라우드 업체나 웹 사업자에게 자료 요청을 하는 경우 클라우드 업체나 웹 사업자가 현실적으로 거부할 수 없으므로 POS 데이터는 그대로 노출될 수밖에 없다.

신고금액과 다른 POS 매출금액이 발견되는 경우

POS 시스템을 사용하면서 세무신고 시에는 POS 시스템과 다르게 신고하여 문제가 될 때는 가산세 등을 포함한 매우 큰 추징세금액을 부담하여야 한다.

정상적으로 신고한다면 부가가치세 10%에 매출에서 관련 비용을 제외한 금액(이익)에 소득세율만큼 소득세를 납부하면 된다. 하지만 매출누락의 경우 추후 매우 많은 세금을 부담하게 된다. 일반적으로 부당신고불성실가산세 40%와 납부불성실가산세 등으로 인하여 매출된 금액보다 더 많은 세금을 부담해야 하는 경우도 많다.

문전약국, 대형약국 등 특히 유의

특히 문전약국이나 대형약국, 그중에서도 전통시장 앞에 있는 일반약 판매가 많은 약국의 경우에 POS 시스템을 통하여 관리하는 경우에는 언제든지 세무조사에 노출될 수 있다는 사실을 염두에 두고서 POS 시스템에 관리되는 매출을 신고하여야 한다. 그렇게 하지 않으면 추후 세무조사 시 받을 불이익이 너무나 크기 때문이다.

08

약국 손익계정과목

계정과목이란, 거래내용을 명확히 하기 위해 같은 성질을 가진 것을 묶어 정리하는 단위의 이름이라 할 수 있다. 예를 들어, 약국에서 인터넷 사용료와 전화 사용료가 지출되었다면 이는 통신비로 지출되었다는 공통의 성질을 가지고 있기 때문에 이를 묶어서 '통신비'라는 계정과목으로 기록을 한다.

따라서 손익계산서를 이해하기 위해서는 이러한 계정과목에 익숙해야 하는데, 약국에서 사용되는 계정과목은 크게 수익계정과목과 비용계정과목으로 나눈다.

대표적인 약국의 수익계정과목은 다음과 같다.

① 상품매출
약국의 주된 판매활동으로서 고객에게 판매한 의약품 판매액을 말한다.

② 임대료 수익
약국을 운영하면서(=임대업을 주업으로 하지 않은 사업자이면서) 약국장이 동산이나 부동산을 임대하고 받은 임대료를 말한다.

③ 유형자산 처분이익

유형자산을 처분할 때 처분가액이 처분 전 장부가액보다 클 경우 그 차액을 수익으로 인식한 금액을 말한다. 예를 들면, 약국에서 사용하던 차량을 판매하는 경우 장부가액보다 처분가액이 큰 경우에 이익으로 인식한 금액을 말한다.

약국의 수익계정과목은 많지 않은 반면, 비용계정과목은 종류가 다양하다. 대표적인 약국의 비용계정과목은 다음과 같다.

① 급여

약국 직원에게 지불하는 임금, 상여, 시간외수당, 휴가보상비, 각종 수당 등을 말한다.

② 잡급

임시직, 일용직 및 아르바이트 직원에게 지불하는 임금을 말한다.

③ 복리후생비

직원의 업무효율을 높이고자 투입하는 비용을 말한다. 직원 식대 및 차대, 직원 야유회비, 약국 직원 가운비, 직원 회식비, 직원 경조사비, 음료수 구입비, 건강보험료 약국부담액 등을 말한다.

④ 접대비

약국 업무와 관련하여 약국 외부에 있는 고객 등에게 접대하는 명목으로 사용하는 비용을 말한다. 병원선물대, 거래처 경조사비, 거래처 접대비, 거래처 식사음료대 등을 말한다.

⑤ 여비교통비

출장비, 주차비, 고속도로 통행료 등 출장이나 외근 시 지출하는 비용을 말한다.

⑥ 세금과 공과

세금, 공과금, 벌금, 과징금, 과태료 등을 모두 포함하여 국가와 지방자치단체 등에 내는 비용을 말한다. 자동차세, 인지세, 등록면허세, 적십자비, 국민연금회사부담금 등을 말한다. 그렇지만 종합소득세와 부가가치세는 세금과 공과에 포함되지 않고, 자산을 취득하기 위해서 지출하는 취득세와 등록세는 관련 자산의 취득 시 납부하는 금액이기 때문에 해당 자산가액에 포함한다.

⑦ 통신비

우편요금, 핸드폰요금 지원비용, 인터넷 사용료, 전자처방전송료 등 주로 우체국이나 통신사에 지불하는 금액을 말한다.

⑧ 수도광열비

전기요금, 난방용 연료비, 가스요금, 수도요금 등 전기나 수도·가스 사용료를 말한다.

⑨ 감가상각비

고정자산(건물, 인테리어, 조제용기계 등)의 경제적 가치 감소분을 반영하는 비용을 말한다. 예를 들어, 5천만 원을 들여 약국 인테리어를 하는 경우 바로 비용처리하지 않고 매년 가치 감소분을 반영한다. 5년을 감가상각한다면 1년에 1천만 원씩 감가상각비로 비용처리하여 5년 후 인테리어의 장부가치는 0이 되는 것이다.

⑩ 소모품비

약국에 소모되는 소액의 물품 구입비용을 말한다. 종이컵, 휴지, 물티슈, 복사비 등 사무용품이나 형광등, 약포지, 약봉투, 라벨지, 약분쇄기, 투약병, 프린트 리본, 비닐봉투, 지퍼봉투 등을 말한다.

⑪ 임차료

약국 부동산 임차관련 비용, 장비임차료, 조제기계 리스료, 복사기임차료, 기타 리스나 렌트비용 등과 같이 타인의 것을 빌려 쓴 대가로 지불하는 금액을 말한다.

⑫ 광고선전비

인터넷 광고비, 현수막 제작, 카탈로그 제작비, 옥외광고판 등 불특정 다수인에게 약국 광고활동을 위해 사용된 비용을 말한다.

⑬ 차량유지비

약국 차량을 유지하기 위해 지출하는 유류대, 차량유지비, 주차료 등을 말한다.

⑭ 도서인쇄비

신문대금, 도서구입비, 고무인 및 도장제작비, 명함제작비, 사진현상비용 등 도서구입비나 인쇄대금을 지급하는 경우를 말한다.

⑮ 교육훈련비

회원 연수비용이나 새로운 신약교육, 한방교육 등 약국 업무와 관련하여 지출하는 비용을 말한다.

⑯ 협회비

약사회비 등 협회에 지출되는 비용을 말한다.

⑰ 지급수수료

은행 송금수수료, 부동산중개료, 각종 제증명발급수수료, 법률자문수수료, 회계자문수수료 등과 같이 외부의 용역을 제공받고 지불하는 금액을 말한다.

⑱ 이자 비용

은행 대출금이자, 연체이자 등과 같이 외부의 자금을 빌려쓰고 상대방에게 지급하는 이자를 말한다.

⑲ 수선비

비품수선비, 유지보수료 등과 같이 약국에서 가지고 있는 물품을 수리하면서 상대방에게 지불하는 비용을 말한다. 다만, 차량의 수선비는 수선비로 처리하지 않고 금액과 상관없이 모두 차량유지비로 비용처리한다.

⑳ 건물관리비

건물보수비, 건물청소비, 건물소독비 등을 말한다.

㉑ 보험료

약화사고보험료, 산재보험료, 자동차보험료, 보증보험료, 책임보험료, 고용보험료 등을 말한다.

㉒ 보관료

창고료 지급, 처방전 보관수수료, 보관부대비용을 말한다.

㉓ 기부금

종교단체 기부금, 불우이웃돕기 성금, 장학재단 기부금, 수재의연금 등을 말한다.

㉔ 잡손실

특별히 정해진 계정과목이 없고 그 금액이 중요하지 않은 경우 처리하는 비용을 말한다. 오물수거료, TV시청료, 방범비 등을 말한다.

09

식대 관련 경비

약국의 복리후생비는 약국 직원의 근로의욕 향상과 복지와 후생을 위해 지출하는 비용을 말한다.

약국에서 발생하는 복리후생비 중 가장 일반적인 복리후생비가 바로 식대와 관련된 비용이라고 할 수 있다.

약국에서 직원에게 식대를 제공하는 방식은 두 가지가 있다.

하나는 급여에 포함하여 지급하고 식사는 약국 직원이 해결하는 방식이다. 현행 세법상 식사 또는 기타음식물을 받지 않은 직원이 식대를 월 20만 원 이상 받을 때에는 월 20만 원까지 근로소득비과세로 인정받을 수 있고, 동시에 약국에서도 해당 금액만큼 경비처리가 가능하다.

또 다른 방법은 급여로 지급하지 않고 실제 음식을 제공하는 방식이다. 약국에서 직원의 식사를 직접 마련하거나 식사비용을 영수증을 받고 실비 정산하는 방식이다.

약국의 경우 대부분 전자의 방식보다는 후자의 방식을 채택하고 있다. 건당 3만 원 미만의 경우 간이영수증도 가능하지만, 건당 3만 원을 초과할 때는 반드시 신용카드 및 현금영수증을 사용하여야 가산세 부과를 면할 수 있다. 여기서 건당이란 영수증상의 거래금액을 기준으로 하고 있다.

따라서 식당에서 월 단위로 식대를 합산하여 결제하는 경우에는 총금액을 카드로 결제하거나 총금액을 송금하고 세금계산서를 받아야 한다.

한편 급여에 식대를 포함하여 지급하기도 하면서, 동시에 별도로 음식을 제공하는 경우는 어떻게 될까?

모두 인정받을 수 있을까? 그렇지 않다. 식사 또는 기타음식물을 받는 직원이 추가로 식대를 받을 때에는 식사 또는 기타음식물에 한하여 비과세되므로, 추가로 받는 식대는 비과세로 인정받을 수 없다. 즉, 흔히 약국에서 알고 있는 비과세 20만 원은 비과세로 인정받을 수 없다.

10

기타 복리후생비

약국의 복리후생비 중에서 식대와 관련된 내용은 앞에서 살펴보았다. 식대를 제외한 기타 복리후생비에 대하여 살펴보면 다음과 같다.

약국이 직원 급여에 대하여 부담하는 건강보험료와 고용보험료

약국이 부담하는 건강보험료와 고용보험료는 재화나 용역의 공급대가가 아니고 세무상 복리후생비에 해당하기 때문에 원천징수대상이 아니고 세금계산서 등 법정지출증빙 수취대상도 아니므로 납부고지서를 보관하면 경비로 인정된다.

건강보험료와 고용보험료는 직원이 자신의 급여에서 일부를 부담하고, 나머지는 약국이 부담하게 된다. 직원이 부담하는 부분은 급여로써 비용처리가 인정되는 것이며, 약국 부담부분은 복리후생비로 비용으로 인정이 된다.

경조사비

직원에 대한 경조사비는 사회 통념상 타당한 범위까지 비용으로 인정된다. 경조사의 내용, 약국의 지급능력, 직원의 지위나 역할, 연봉 등을 종합하여 판단하게 된다.

일반적으로 직원의 결혼, 부모님의 환갑 및 칠순, 부모님이나 배우자의 사망 조의금 등이 사회 통념상 인정되는 경조사로 볼 수 있다.

따라서 단순히 생일이나 기념일, 출산 축하금 등은 경조사비 범위에 포함되지 않는다. 경조사비에 포함되는 경우 직원의 급여에 포함되지 않고 경비로 인정받게 된다.

이 경우 청첩장이나 부고장을 증빙으로 보관하는 것으로 충분하다. 한편 직원이 아닌 거래처에 대한 경조사비는 접대비로 분류되고, 접대 목적의 경조사비의 경우 20만 원까지 인정된다.

직원에게 제공하는 선물대

명절, 생일 기타 이와 유사한 때에 직원에게 지급하는 선물용품은 위의 경조사비에 해당하는 것이 아니므로 복리후생비가 아니라 직원의 급여, 즉 근로소득에 해당한다.

따라서 약국에서 직원에게 생일선물 등을 하는 경우 매달 급여 신고할 때 이를 고려하여 신고하여야 한다.

한편, 약국에서 판매하는 약을 직원에게 선물 등으로 지급하는 경우 개인적 공급에 해당하여 부가가치세가 과세되어 부가가치세를 내야 한다.

피복비 등

약국에서 근무할 때 입는 가운(gown)을 구매하여 직원에게 공급 시에는 가운(gown)을 살 때 세금계산서나 카드 등 법정 정규증빙서류를 갖추어야 가산세를 부담하지 않는다.

기타 행사비

체육대회, 등반대회, 야유회, 회식 등 약국에서 주관하여 개최하는 경비의 경우 거래상대방이 사업자면 세금계산서나 카드 등 법정지출증빙을 수취하여야 한다. 이러한 경비의 경우 큰 금액이 지출되기도 하지만 식당 등에서 지출되는 경우가 많으므로, 가사 관련 경비로 과세관청으로부터 오해를 받을 수 있다.

실제로 향후 가사 관련 경비라고 과세관청에서 주장하면 행사 관련 비용임을 소명하여야 한다. 이러한 경우를 대비하여 행사 관련된 내용을 입증할 수 있는 증빙 등을 추가로 갖춰 두는 것이 좋다. 행사 일정이나 일지 및 장소 및 참가자의 확인서 등을 받아 두는 것이 좋다.

11

국민연금과 건강보험료

약국에서 부담하는 경비 중 4대 보험과 관련된 경비는 약국에서 차지하는 부담이 적지 않은 크기에 해당한다. 따라서 이러한 4대 비용을 지출하고 경비처리에 관하여 관심을 가지지 않을 수 없다.

4대 보험과 관련된 비용은 여러 가지 형태로 비용처리가 된다. 복리후생비와 보험료, 세금과 공과, 급여 등 4대 보험의 종류 및 납부형태에 따라 경비처리 항목을 달리하고 있으며, 국민연금은 일부 소득공제의 형태를 통해서 경비처리가 되기도 한다.

따라서 약국장뿐만 아니라 회계 전문가도 간혹 경비처리 항목에 대하여 혼동을 하기도 한다.

이러한 경비처리 항목을 잘 알지 못한다면 약국이 부담하거나 지급하게 되는 4대 보험의 경비처리가 되었는지 아닌지를 확인할 때 어려움이 있으므로, 약국에서 부담하는 4대 보험이 각각 어떤 형태로 비용처리가 되는지를 확인해 두는 것이 좋다.

우선, 국민연금을 살펴보면 다음과 같다.

국민연금의 경우 세금과 공과로 분류해야 하는지 혹은 복리후생비로 분류해야 하는지에 대하여 많은 혼동이 있지만, 국민연금의 경우 약국장 본인에 대한 부분은 소득공제의 형태로 세금효과를 누릴 수 있다.

소득공제의 형태로 세금효과가 처리되기 때문에 손익계산서에 반영되지 않는다. 대신 약국의 세무신고를 할 때 손익계산서가 아닌 세무신고 서식에서 반영하게 된다.

한편, 직원과 관련된 4대 보험은 직원부담 부분과 사용자(약국)부담 부분으로 나누게 된다. 즉, 일부는 직원이 부담하지만, 일부는 약국이 부담하는 것이다.

약국이 직원 급여를 지급할 때 약국장이 대신 부담하는 국민연금은 복리후생비가 아닌 세금과 공과의 형태로 비용처리가 된다. 직원과 관련하여 지출하기 때문에 복리후생비로 처리되는 것이 아니냐고 생각할 수 있는데, 그렇지 않다. 세금과 공과라는 항목을 통하여 비용처리가 된다.

반면, 약국의 건강보험료는 복리후생비의 성격으로서 비용처리가 된다.

산재보험과 고용보험료를 내는 경우, 보험료의 계정과목을 사용하여 비용처리가 된다.

한편, 약국 직원과 관련하여 부담하는 4대 보험 중에서 직원부담 부분은 급여신고에 포함되어 있어서 급여신고를 통해서 비용처리가 가능하다.

약국의 경우 약국 직원과 관련된 4대 보험을 약국장이 모두 부담하는 경우가 많다. 이러한 경우에 경비처리는 어떻게 될까?

약국장이 부담하는 4대 보험 중에서 약국 직원이 부담하는 부분을 약국장이 대신 낼 때에 이 부분 역시 약국에서 직원에게 지급하는 급여에 해당하다.

따라서 약국에서 대신 지급하는 4대 보험은 급여로 신고가 되기 때문에, 이 부분에 대하여 추가로 4대 보험을 더 내야 한다. 왜냐하면, 4대 보험은 급여의 일정 비율을 내는데 직원 급여가 더 많이 신고되기 때문에 더 많은 4대 보험을 내는 것이다.

따라서 약국에서 4대 보험을 대신 내 줄 때는 약국 직원에게 실제 지급하는 금액보다 높게 급여신고를 하여야 약국에서 부담하는 부분을 약국의 경비로 처리할 수 있다.

<table>
<tr><th colspan="2">구분</th><th>국민연금</th><th>건강보험</th><th>산재보험</th><th>고용보험</th></tr>
<tr><td colspan="2">약국장 본인과 관련된 부분</td><td>소득공제</td><td>복리후생비</td><td>납부 없음</td><td>납부 없음</td></tr>
<tr><td rowspan="2">약국 직원
관련 부분</td><td>약국장
부담분</td><td>세금과 공과</td><td>복리후생비</td><td>보험료</td><td>보험료</td></tr>
<tr><td>직원
부담분</td><td>급여</td><td>급여</td><td>급여</td><td>급여</td></tr>
</table>

12

기업업무추진비

약국의 경비 중에서 기업업무추진비는 개별약국의 특성에 따라서 발생하지 않는 약국도 있지만, 기업업무추진비가 많이 발생하는 약국도 있다. 기업업무추진비란 기업업무추진비, 교제비, 기밀비, 사례금 또는 이와 유사한 성질의 비용으로서 사업자가 업무상 고객과 원활한 거래유지를 위해 지출하는 비용을 말한다. 가장 대표적인 것이 고객과의 식사와 음주, 선물, 그리고 경조사비 등이 있다. 이는 사업과 관련하여 거래유지와 관계를 위해 불가피하게 발생할 수 있는 것이므로, 세법에서 비용으로 처리할 수 있도록 인정하고 있다.

참고로, 기업업무추진비와 구분해야 하는 경비로는 기부금과 광고선전비가 있다. 세법에서 기부금과 광고선전비 그리고 기업업무추진비를 구분하는 기준은 다음과 같다.

광고선전비는 기업업무추진비와 동일하게 사업을 위해 지출하지만 불특정한 여러 사람에게 지급하는 경비이며, 기부금은 사업과 무관하게 지출하는 경비를 말하기 때문에 사업과 관련하여 기존거래처 또는 특정인에게 제공된다는 점에서 차이가 있다.

유형	업무 관련	고객
기업업무추진비	○	특정인
광고선전비	○	불특정 다수
기부금	×	

그러면 약국에서 사용하는 기업업무추진비는 전액 모두 인정해 줄 것인가? 약국에서 인근 병원장과 골프를 매주 나간다고 할 때 업무와 관련하여 접대했기 때문에 지출한 모든 금액을 비용으로 인정할 것인가 하는 점이다.

논리적으로 업무상 발생한 지출이기 때문에 기업업무추진비는 비용으로 인정되는 것이 맞지만, 소비성 지출이기 때문에 무제한으로 인정하지 않고 일정 한도 내의 금액만 비용으로 인정해 주고 있다.

약국은 중소기업에 해당하기 때문에 기본한도를 3천6백만 원으로 보고, 매출에 따라 비례하여 추가로 인정받을 수 있다.

매출액이 100억 원을 넘지 않는 약국의 경우, 다음의 금액을 한도로 하고 있다.

기업업무추진비 한도=3,600만 원+매출×30÷10,000

위의 금액은 기업업무추진비 지출이 많은 업종을 대상으로 한 것이기 때문에, 기업업무추진비가 이보다 적은 경우에도 무조건 이 금액을 인정해 준다는 것은 아니라는 것이다.

약국의 경우 대표적으로 기업업무추진비가 많이 발행하지 않는 업종 중 하나이다. 기업업무추진비가 많은 업종이 아니라 오히려 제약회사나 도매상으로부터 접대를 받는 경우가 많아 위 금액을 무조건 인정받으려고 한다면 오히려 세무서의 해명을 요구받을 수 있으므로, 한도 내의 금액이라 할지라도 실제 발생한 기업업무추진비를 경비로 처리하는 것이 좋다.

약국은 기업업무추진비가 많이 발생하지 않는 업종이라는 것을 세무서에서도 파악하고 있으므로, 3,600만 원보다 적게 기업업무추진비를 처리한다고 억울해할 필요는 없다. 오히려 그 금액에 집착하여 기업업무추진비와 관련하여 소명을 요구받는 경우 곤란한 상황에 부딪힐 수도 있기 때문이다.

약국의 단골이나 인근 병원 등에 지출하는 경조사비가 약국 사업상 관계 때문에 지출되는 것이라고 한다면, 기업업무추진비로 보아 비용으로 처리할 수 있다. 기업업무추진비란 보통 3만 원을 넘어가게 되면 적격증빙을 제출해야 인정받을 수 있으나, 그 성격이 경조사비이면 건당 20만 원 이하이면 청첩장, 초대장, 부고장 등을 증빙으로 인정받을 수 있다.

참고로 법인세법에서는 기업업무추진비 지출액이 3만 원을 초과할 경우, 종업원 명의의 카드를 사용하면 적격증빙으로 인정받지 못해 전액 손금 부인된다. 반면, 소득세법에서는 종업원 명의의 카드를 사용하더라도 적격증빙으로 인정되어 접대비로 필요경비에 산입할 수 있다.

최근에는 청첩장이나 부고장 대신에 부고 문자 등을 받는 경우가 많다. 이러한 부고 문자 등도 해당 문자를 캡처한 후 인쇄를 해둔다면 경비처리가 가능하다. 지출하는 금액이 20만 원을 초과하게 되면 해당 건에 대하여 전체 금액을 비용으로 인정받을 수 없다.

한편, 경조사비라 하더라도 단골이나 인근 병원 등이 아닌 종업원에게 지출하는 경조사비의 경우는 복리후생비 성격에 해당한다. 따라서 20만 원을 넘는다 하더라도 적격증빙 수취의 대상이 아니면서 사회통념상 인정될 수 있는 금액은 복리후생비로서 약국의 비용으로 처리할 수 있다.

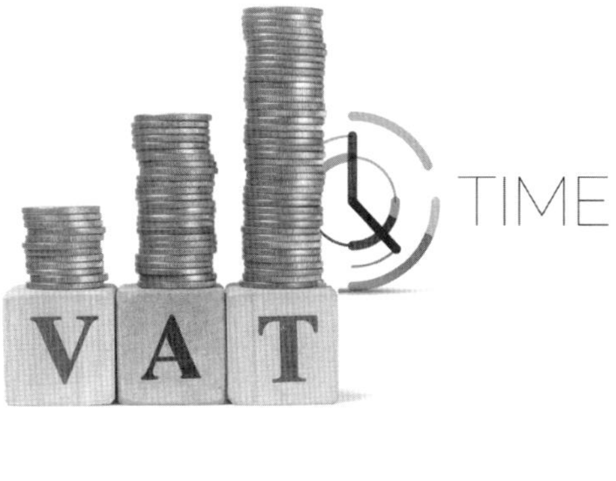

13

약국의 기부금

약국 기부금은 약국의 업무와 관련이 없는 지출이다. 기본적으로 약국의 업무와 관련이 있어야 경비처리가 가능한데 약국의 기부금은 약국 업무과 관련이 없음에도 불구하고 약국의 경비로 처리될 수 있다는 것이 특이한 점이라 할 수 있다.

기부금이란 타인에게 사업과 관련이 없이 지출하는 재산적 증여의 가액으로서 원칙적으로 약국의 비용대상 아니고 소득공제나 세액공제의 대상이 아니나 국가 등에 지출하는 기부금 또는 공익성 기부금 등 그 성격에 따라 비용으로 처리되기도 하고 세액공제 대상이 되기도 한다.

기부금의 종류

1. 정치자금 기부금

정치인 후원회, 후원정당, 선거관리위원회에 기부한 금액을 말한다.

2. 고향사랑기부금

고향사랑기부금은 2023년부터 시행된 제도로, 「고향사랑기부금에 관한 법률」에 근거하여 개인이 자신의 주민등록상 주소지가 아닌 지방자치단체에 기부할 수 있는 제도이다. 이 제도는 지방 소멸 위기에 대응하고 지역경제 활성화를 목적으로 도입되었다. 기부 가능 대상은 개인(법인 제외)으로 한정되며, 현재 주민등록상 주소지를 제외한 모든 지방자치단체에 연간 2,000만 원 한도 내에서 기부할 수 있다.

3. 특례기부금

① 국가나 지방자치단체에 무상으로 기증하는 금품의 가액
② 국방헌금과 국군장병 위문금품의 금액
③ 천재지변으로 생기는 이재민을 위한 구호금품의 가액
④ 사립학교, 비영리 교육재단 등에 시설비, 교육비, 장학금 또는 연구비로 지출되는 기부금
⑤ 국립대학병원 사립학교가 운영하는 병원 등에 시설비, 교육비 또는 연구비로 지출하는 기부금
⑥ 전문모금기관에 지출하는 기부금
⑦ 특별재난지역으로 선포된 곳에서 봉사활동을 하는 경우에 해당 자치단체의 장이 이를 확인한 후 발행하는 기부금 확인서에 기재된 가액

4. 일반기부금

① 공익단체 일반기부금

- 사회복지, 문화, 예술 등 공익성을 감안하여 지정한 단체에 기부한 것을 말한다.
- 사회복지단체, 아름다운 재단, 장학단체, 불우이웃돕기성금, 문화예술단체, 환경운동단체, 학술연구단체, 기술진흥단체 등을 말한다.

② 종교단체 일반기부금

5. 비지정기부금

동창회, 향우회, 종친회 등 임의 사조직에 해당하는 기부금은 비지정기부금에 해당하며, 비지정기부금은 약국의 비용으로 처리할 수 없다. 대한약사회에 기부한 기부금 역시 비지정기부금에 해당하여 약국의 경비로 처리할 수 없다.

기부금 공제액과 한도

그렇다면 기부금으로 지출된 모든 금액을 모두 비용으로 인정받을 수 있을까?

그렇지 않다. 아무리 많이 기부하였다 하더라도 일정한 한도 내에서 비용으로 처리될 수 있다.

얼마 정도가 기부금으로 비용인정이 되는지를 확인해보면 다음과 같다.

1. 정치자금 기부금

<table>
<tr><th>구분</th><th colspan="2">처리방법</th></tr>
<tr><td>10만 원 이하</td><td colspan="2">기부금액의 100/110을 지출한 해당 과세연도의 종합소득 산출세액에서 공제</td></tr>
<tr><td rowspan="2">10만 원 초과</td><td>약국장</td><td>이월결손금을 뺀 후의 소득금액의 범위내에서 필요경비 인정</td></tr>
<tr><td>근무약사</td><td>3천만 원까지는 15% 세액공제, 3천만 원 초과 시는 25%를 세액공제</td></tr>
</table>

정치자금 기부금을 약국장이 50만 원을 기부한 경우 예를 들어 보자

① 50만 원 중 10만 원

100,000×100 / 110=90,909원을 세금에서 직접적으로 공제한다. 그리고 90,909원의 10%는 지방소득세에서 자동으로 공제된다. 따라서 10만 원까지는 전액 세금으로 공제가 된다.

② 50만 원 중 40만 원

약국장의 종합소득세 신고시 필요경비로 인정되어 해당약국의 한계세율 만큼 세금이 줄어들게 된다.

③ 따라서 10만 원까지는 전액 세금으로 돌려 받고 10만 원을 넘어서는 금액은 해당약국의 적용세율만큼 돌려 받게 된다.

또 다른 예로 근무약사가 4천만 원을 정치자금으로 기부한 경우를 예를 들어 보자

① 4천만 원 중 10만 원

100,000×100/110=90,909원을 세금에서 직접적으로 공제한다. 그리고 90,909원의 10%는 지방소득세에서 자동으로 공제된다. 따라서 10만 원까지는 전액 세금으로 공제가 된다.

② 4천만 원 중 이미 공제한 10만 원원을 제외한 3천만 원까지

(3천만 원−100,000원)×15%=4,485,000원의 세금이 공제된다.

③ 3천만 원을 초과한 1천만 원

(4천만 원−3천만 원)×25%=2,500,000원

④ 총 세액공제는 위를 모두 합계한 7,075,909원만큼 세액공제를 받을 수 있다.

2. 고향사랑 기부금

<table>
<tr><th>구분</th><th colspan="2">처리방법</th></tr>
<tr><td>10만 원 이하</td><td colspan="2">기부금액을 지출한 해당 과세연도의 종합소득 산출세액에서 전액 공제</td></tr>
<tr><td rowspan="2">10만 원 초과
2,000만 원 이하</td><td>약국장
(사업자)</td><td>이월결손금을 뺀 후의 소득금액의 범위에서 손금에 산입한다.</td></tr>
<tr><td>직원</td><td>2,000만 원까지의 금액×16.5%(지방세 포함)</td></tr>
</table>

또한 “고향사랑e음” 사이트를 통해 기부를 할 수 있으며, 기부자는 기부금액의 30% 이내에서 해당 지역의 특산품 등의 답례품을 선택할 수 있는 혜택이 주어진다. 이러한 제도의 효과를 살펴보면, 10만 원의 고향사랑기부금을 납부할 경우 세액공제 10만 원과 3만 원 상당의 답

례품을 받게 되어, 실질적으로 10만 원의 지출로 13만 원에 해당하는 혜택을 누릴 수 있는 구조이다.

3. 법정기부금과 지정기부금 한도와 공제액

사업소득만 있는 개인사업자는 기부금 세액공제는 불가능하고 필요경비 산입만 가능하다. 다만, 사업소득 외에 근로소득이나 기타소득이 있는 경우에는 세액공제를 선택할 수 있다.

사업소득만 있는 경우	사업소득 & 이외 소득 존재	비사업자
필요경비 산입만 가능	필요경비 산입 OR 기부금 세액공제 선택	기부금 세액공제

〈 기부금 한도 〉

<table>
<tr><th colspan="2">구분</th><th>필요경비 산입 한도</th></tr>
<tr><td colspan="2">특례기부금</td><td>[1]과세기간의 소득금액 - 이월결손금</td></tr>
<tr><td rowspan="2">일반
기부금</td><td>종교단체 기부금
있는 경우</td><td>(과세기간의 소득금액 - [2]기부금 등 합계액 - 이월결손금)×10% + Min[ⓐ(과세기간의 소득금액 - 위 기부금 등 합계액 - 이월결손금)×20%, ⓑ종교단체 외 일반기부금]</td></tr>
<tr><td>종교단체 기부금
없는 경우</td><td>(과세기간의 소득금액 - 기부금 등 합계액 - 이월결손금)×30%</td></tr>
</table>

1) 과세기간 소득금액: 기부금을 필요경비에 산입하기 전 소득금액
2) 기부금 등 합계액: 정치자금기부금, 고향사랑기부금, 특례기부금의 합계액

위 한도 내의 금액은 필요경비 산입이 가능하다. 만약 한도를 초과하면 특례기부금과 일반기부금의 경우 10년간 이월공제가 가능하다.

〈 세액공제 〉

앞서 언급한 것처럼 사업자가 아닌 경우 이거나 사업자인 경우에도 사업소득 외 소득이 있다면 세액공제가 가능하다. 세액공제 계산은 다음의 표와 같다.

구분(각 기부금 종류별 한도 내 금액)	세액공제율
1천만 원 이하	15%
1천만 원 초과분	30%
3천만 원 초과분	40%

기부금 세액공제는 납세자의 산출세액을 초과하여 적용될 수 없다. 다만, 산출세액의 한도를 초과하여 공제받지 못한 금액에 대해서는 해당 과세기간의 다음 과세기간부터 최대 10년 이내에 이월하여 공제받을 수 있다.

이러한 10년간의 이월공제 혜택이 적용되는 기부금은 특례기부금과 일반기부금 두 가지 유형으로 한정된다.

기부금의 이월공제

약국 사업자가 여러 유형의 기부금을 많이 지출하는 경우에 위에서 살펴보듯이 기부금 공제 한도 범위 내에서 기부금이 비용으로 처리될 수 있음을 확인할 수 있었다.

그런데 기부금을 지나치게 많이 하여 기부금 한도 때문에 기부금 공제를 받지 못한 경우에는 어떻게 될까?

다음에서 살펴보는 바와 같이 해당연도 비용으로 인정을 받지 못하더라도 향후 10년의 기간 내에는 비용처리가 가능함을 알 수 있다.

① 사업자가 기부금의 필요경비 산입한도액을 초과하여 필요경비에 포함하지 아니한 금액은 해당 과세기간의 다음 과세기간 개시일부터 10년 이내에 끝나는 각 과세기간에 이월하여 필요경비에 포함할 수 있다.

② 이월공제대상 기부금과 해당 과세기간에 지출한 기부금이 함께 있는 경우 해당 과세기간 지출한 기부금을 우선하여 필요경비에 포함한다.

가족이 지출한 기부금의 공제가능 여부

특례기부금과 일반기부금의 경우에는 기본공제대상 배우자 및 부양가족(나이의 제한을 받지 않으며, 다른 거주자의 기본공제를 적용받은 사람은 제외)이 지급한 특례기부금과 일반기부금도 본인이 지급한 것으로 보아 기부금 공제액을 계산한다.

14

차량 관련 경비

약국에서 차량 관련 경비의 의미

약국에서 소득이 많이 발생하는 경우 차량을 구매하여 절세수단으로 활용하곤 하였다. 차량의 구매비는 물론 유류비, 취득세와 등록세 등 모두 경비처리 대상이 될 수 있다. 따라서 소득이 많이 발생하는 경우 고가의 차량을 구매하거나 리스나 할부 등을 활용하였다.

이런 경우 과연 약국에서 차량이 필요한지 또는 과도한 금액의 차량이 필요한 것인지 아닌지와 유류비가 어느 정도 인정될 수 있는지와 약국 사업용과 사적 이용을 어떻게 구분할 수 있는지에 대하여 항상 논란이 되어 왔다.

또한, 리스가 유리한지 할부가 유리한지 등에 대하여 항상 약국에서도 궁금해 했던 것이 차량과 관련된 내용이었다.

특히 약국의 경우 한계세율이 일반적으로 높다. 따라서 만약 소득세율 35%(지방소득세 포함 38.5%)를 적용받게 된다면, 1천만 원의 경우 385만 원의 세금을 줄일 수 있으므로 관심을 가지지 않을 수 없다.

세법개정으로 인한 차량경비의 경비통제

이러한 업무용 승용차와 관련하여 2017년부터 세법이 개정되면서 차량과 관련된 비용인정에 제한을 받게 되었다.

크게 다음의 세 가지 내용으로 요약될 수 있다.

① 차량운행일지를 작성하지 않는 경우, 업무용 차량에 대한 감가상각비 처리는 매년 800만 원 한도까지만 인정된다.

② 차량운행일지를 작성하지 않는 경우, 업무용 차량과 관련하여 감가상각비 등 모든 비용을 포함하여 총 1천5백만 원까지만 경비로 인정한다.

③ 전문직 사업자인 약국은 2024년 1월 1일부터 업무전용보험에 가입을 하여야 한다. 1대의 경우는 제외되며, 1대를 초과하는 분에 대하여는 업무전용보험에 가입하여야 한다. 1대 초과분에 대하여 업무전용 보험에 가입하지 않은 경우에는 관련된 비용이 100% 인정되지 않는다.

차량구입과 관련된 경비

차량을 구입하는 경우 경비처리는 감가상각을 통해 경비처리가 된다. 예를 들어 1월 1일 5천만 원을 지급하고 차량을 구입하는 경우에 차량을 구입한 연도에 전체비용 5천만 원을 경비로 처리하는 것이 아니라 5년에 걸쳐서 매년 1천만 원(5천만 원÷5년=1천만 원)씩 경비로 처리하는 방식이다.

그런데 위에서도 언급했지만 차량운행일지를 작성하지 않은 경우 차량의 감가상각비가 연간 800만 원까지만 경비가 인정된다고 했기 때문에 800만 원을 초과하는 금액에 대하여는 경비인정을 받기가 어렵게 된 것이다.

따라서 고가의 차량을 구입하여 약국경비로 처리하는 것은 이제는 용인되지 않는다. 2억 원 구입한 차량이나 5천만 원을 지불하고 구입한 차량이나 세금으로 인정되는 금액은 큰 차이가 없기 때문이다. 이러한 이유로 리스나 렌트를 이용하여 절세를 하는 것도 큰이유가 없게 되었다. 리스나 렌트를 이용하여 절세를 하는 이유는 구입보다는 더 많은 금액을 지불하더라도 이에 따른 더 많은 절세효과를 누리기 위함인데 차량의 구입가격으로 감가상각비는 연간 800만 원 한도로만 비용 처리되기 때문이다.

차량 운행과 유지에 관련된 비용

차량과 관련된 모든 비용이 1천5백만 원을 초과하는 경우는 어떻게 될 것인가?

업무용 차량과 관련하여 발생한 총비용이 연간 1천5백만 원 이하(감가상각비 포함)이면 차량운행일지 작성 없이 전액 비용으로 인정이 된다.

하지만 차량 관련 비용이 1천5백만 원을 초과(감가상각비 포함)하면, 1천5백만 원을 초과하는 비용을 인정받기 위해서는 차량운행일지를 작성하여야 한다.

여기서 말하는 차량 관련 모든 비용이란 감가상각비를 포함하여 차량보험료, 차량 수리비, 통행료, 리스료, 유류대 등 모든 경비를 포함하는 것이다.

따라서 차량과 관련하여 구매와 관련된 감가상각비를 최대치인 800만 원으로 인정받는 경우 차량 유류대나 보험료, 수리비 등은 차량운행일지를 작성하지 않는다면 700만 원에 해당하는 금액만 경비로서 인정을 받게 된다.

만약 아주 저렴한 차량인 마티즈를 1천만 원에 구매하였을 경우 5년간 감가상각을 통해서 매년 2백만 원에 해당하는 금액을 차량과 관련된 경비로 인정받을 수 있다.

따라서 차량운행일지를 작성하지 않더라도 차량 수리비와 보험료와 유류대 등을 포함하여 추가로 1천3백만 원을 인정받을 수 있다.

15

차량 관련 경비 심층분석

약국에서 차량 관련 경비의 절세효과

약국에서 차량 관련 경비를 다음의 예시를 통해 과연 얼마나 절세가 되는지 확인해보기로 하자.

A약사와 B약사가 각각 4천만 원과 1억 5천만 원에 자동차를 구입하여 약국 차량으로 이용하고 있고, 각각의 차량의 매년 차량유지비가 차량가격의 10% 정도가 소요된다고 가정하여 4백만 원과 1천5백만 원이 소요된다고 할 때 과연 차량으로 인한 절세효과가 있는지를 살펴보기로 하자.

차량에 대한 감가상각은 5년간 감가상각을 강제로 해야 하는 것이기 때문에 구입 후 5년간의 절세효과를 비교하기로 한다.

1. 차량 구입비와 유지비

	A약사	B약사
차량구입비	40,000,000원	150,000,000원
매년 차량유지비 (유류대, 보험료, 세차비 등)	4,000,000원	15,000,000원

2. 비용 인정되는 금액

	A약사		B약사	
	차량구입비	차량유지비	차량구입비	차량유지비
1차 연도	8,000,000원	4,000,000원	8,000,000원	5,000,000원
2차 연도	8,000,000원	4,000,000원	8,000,000원	5,000,000원
3차 연도	8,000,000원	4,000,000원	8,000,000원	5,000,000원
4차 연도	8,000,000원	4,000,000원	8,000,000원	5,000,000원
5차 연도	8,000,000원	4,000,000원	8,000,000원	5,000,000원
6차 연도		4,000,000원	8,000,000원	15,000,000원
7차 연도		4,000,000원	2,000,000원	15,000,000원
합계	40,000,000원	28,000,000원	50,000,000원	55,000,000원

차량의 비용처리 방식은 다소 난해하다. 약국장은 세법 전문가가 아니기 때문에 이러한 내용의 산출과정은 생략하고 표에서는 결과만 표시하였다. 다만, B약사의 차는 7년차 이후 연도부터는 차량 감가상각비를 인정받을 수 없다. 따라서 차량에 대하여 A약사는 전액 4천 만

원을 B약사는 1억 5천만 원 중 5천만 원만 경비처리가 가능하다. 비싼 차를 사더라도 큰 절세효과를 볼 수 없다고 할 수 있다.

리스나 렌트의 경우 경비처리 방법

리스나 렌트를 이용하는 경우에는 차량과 관련된 총비용은 리스료나 렌트료뿐만 아니라 유류비와 통행료, 주차비 등을 포함한다. 따라서 1차적으로 이러한 비용을 합한 총 자동차 관련 비용이 1천5백만 원을 초과하는 금액은 경비처리가 부인된다.

또한 렌트비와 리스비만 따로 분리하여 과도한 리스료 등은 경비처리가 부인된다.

렌트의 경우에는 렌트비의 70%가 800만 원을 넘는 경우 넘는 금액에 대하여 차량의 감가상각비로 경비처리가 되지 않는다. 예를 들어 렌트료가 월 100만 원인 경우에는 연간 1천2백만 원의 렌트료가 발생한다. 따라서 1천2백만 원의 70%에 해당하는 840만 원 중에서 800만 원을 초과하는 40만 원은 비용으로 인정이 되지 않는다.

그리고 리스의 경우에는 리스료의 93%가 800만 원을 넘어가는 경우 차량의 감가상각비로 경비처리가 되지 않는다. 예를 들어 리스료가 연간 1천만 원이 발생하는 경우 1천만 원의 93%에 해당하는 930만 원 중에서 800만 원을 넘어가는 130만 원은 비용으로 인정되지 않는다.

업무용차량의 처분하는 경우

차량을 매각하는 경우 매각할 때는 반드시 세금계산서를 발행하여야 한다. 설령 중고차매매상이 아닌 개인에게 매각하는 경우에도 세금계산서를 발행하여야 한다. 또한 매각으로 이익이 생기는 경우에는 세금이 부과되며, 매각으로 인하여 손실이 발생하는 경우에는 800만 원 한도 내에서 비용으로 인정된다.

한편, 매각하는 경우 매각가액은 약국의 총수입 금액에 산정하기 때문에 차량의 매각금액도 성실확인대상 수입금액의 기준에 포함된다. 2018년부터 약국의 성실확인 수입금액에 승용차의 처분가액도 포함하도록 개정되었기 때문이다.

따라서 성실확인대상약국의 기준(15억 원)에 약간 미달하는데 업무용 승용차의 매각으로 인해 성실확인대상약국으로 분류될 수 도 있는 것이다.

폐업시 손금부인된 감가상각비 이월액 전액 필요경비 산입

앞서 언급한 바와 같이, 아무리 고가의 차량을 구입했다 하더라도 사업자가 1년간 감가상각비로 손금산입할 수 있는 최대 금액은 800만 원으로 제한된다. 다만, 800만 원을 초과하는 감가상각비는 이월되어 후속 사업연도에 800만 원 한도 미달액이 발생할 경우 그 미달액 범위 내에서 필요경비로 산입이 가능하다.

또한 폐업 시에는 800만 원 한도 규정과 무관하게, 그동안 손금부인 되었던 감가상각비가 남아 있는 경우 전액을 필요경비로 산입할 수 있다(소득세법 시행규칙 제42조 제7항).

업무용 승용차의 경우 업무용 전용보험에 가입 여부

약국은 전문직 사업자에 해당하기 때문에 업무용 승용차 전용보험에 가입해야 하는데, 업무용 승용차가 1대 뿐이라면 가입하지 않아도 된다.

즉 2대 이상의 업무용승용차를 운행하는 전문직종사자는 업무용승용차 전용 보험에 가입해야 관련 비용을 100% 인정받아 종합소득세 부담을 낮출 수 있다. 대부분의 약국은 현실적으로 1대의 차량을 경비처리하고 있다. 그러나 공동사업자 등 부득이하게 차량 2대로 경비처리를 하는 경우에는 1대를 제외한 나머지 차량에 대해 '업무용자동차 전용보험'에 가입해야 한다. 일반 자동차보험과는 종류가 다른 점에 유의하여야 한다. 반드시 '업무용자동차 전용보험'이라는 상품에 가입하여야 한다.

업무용 전용보험에 들지 않으면 해당 차량비용은 100% 불인정 된다.

업무용 승용차의 범위

위에서 언급한 업무용승용차 비용제한에 관한 규정을 모든 차량에 대하여 적용받는 것은 아니다. 세법에서 정한 업무용 승용차에 해당되어한다.

업무용 승용차란 해당 과세기간에 업무에 사용한 개별소비세법 제1조 제2항 제3호에 해당하는 승용차로서 다음의 승용차는 제외한다.

① 사업상 수익을 얻기 위하여 직접 사용하는 다음의 승용차
운수업, 자동차판매업, 자동차임대업, 운전학원업, 경비업법 제2조 제1호 라목에 따른 기계경비업무를 하는 경비업, 여신전문금융업법 제2조 제9항에 해당하는 시설대여업

② 한국표준산업분류에 따른 장례식장 및 장의관련 서비스업을 영위하는 사업자가 소유하거나 임차한 운구용 승용차

개별소비세법 제1조 제2항 제3호에 해당하는 승용차

① 배기량 2,000cc를 초과하는 승용자동차와 캠핑용자동차

② 배기량 2,000cc 이하인 승용자동차

③ 이륜자동차(내연기관을 원동기로 하는 것은 그 총배기량이 125cc를 초과하는 것으로 한정함, 내연기관 외의 것을 원동기로 하는 것은 그 정격출력이 1킬로와트를 초과하는 것으로 한정)

④ 전기승용자동차(정원 8명 이하의 자동차로 한정하되, 길이가 3.6m 이하이고 폭이 1.6m 이하인 것은 제외)

16

감가상각비

자동차는 한번 구매하면 하루 이틀만 사용하는 것이 아니라 오랜 기간 동안 사람이나 물건의 이동을 위하여 사용하므로, 비용이 아닌 자산의 성격을 가지고 있다. 이렇듯 장기적으로 영업활동에 사용하는 자산에 대하여는 구매 시점에 한꺼번에 비용으로 처리하지 않고, 감가상각의 과정을 통하여 비용을 분할해서 인식한다. 이렇게 자산 사용 기간에 따라 배분한 비용을 감가상각비라고 한다.

감가상각비란 무엇인가?

감가상각은 자산의 감가상각 대상 금액을 그 자산의 사용 기간에 걸쳐 체계적으로 배분하는 것을 말한다.

예를 들어, 약국에서 조제 손님이 많은 경우 '조제자동화기계(ATC)'가 필요하다. 이 기계는 약국의 조제 손님이 많은 경우 약사의 업무를 줄여주는 유용한 기계이다. 이때 회계에서는 조제자동화기계를 구입한 시점에 모두 비용으로 처리하지 않는다. 일정 기간으로 나누어 비용으로 처리하는데, 그 기간을 '내용연수'라고 한다. 이 내용연수에 걸쳐 약국 사업자는 조제자동화기계에 대한 감가상각비를 인식하게 된다.

좀 더 자세히 설명하자면, 그 해에 지출되면 비용으로 처리되는 임차료, 인건비 등과는 달리 약국의 경제적인 자산인 건물, 인테리어 시설 등 고정자산의 대부분은 해를 나누어 비용처리가 되는데, 이는 시일의 경과에 따라 그 고정자산의 자본 가치가 점점 소모되므로, 그 소모되는 가치는 그에 해당하는 부분만큼 매 영업연도의 비용으로 계상하려는 것이다. 이처럼 고정자산에 투하된 자본 가치를 일정 유효기간(=내용연수) 내에 회수하는 회계절차를 감가상각이라고 한다.

예를 들어, 조제자동화기계가 5천만 원이고 유효기간(=내용연수)이 5년이라고 할 경우 매년 1천만 원 만큼씩 감가상각비로 비용으로 처리할 수 있다. 이처럼 취득한 자산을 매년(정확히는 매월) 같은 금액의 감가상각비로 처리하는 방식을 정액법이라고 한다.

이에 반해 유형자산(=고정자산) 잔액에 매월 일정한 비율을 곱해서 감가상각비를 계산하는 방식이 정률법이다. 이 방법은 유형자산 잔액이 체감하게 되어 있으므로 빠른 기간에 감가상각비가 많이 발생하고, 남은 내용연수가 짧아질수록 감가상각비가 지속적으로 하락한다.

다시 말하면, 정액법은 감가 총액을 각 연도에 균등하게 배당하는 방법으로 계산이 간편한 장점이 있으며, 정률법은 고정자산의 잔존가액에 일정률을 곱하여 산출되는데, 정액법보다 초반에 많은 상각을 할 수 있다는 장점이 있다.

어떤 방법으로 계산하느냐에 따라 손익이 많이 발생할 수도 적게 발생할 수도 있는 것이다.

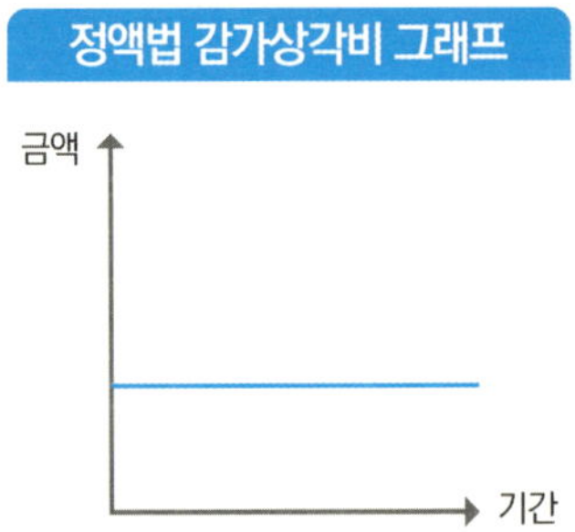

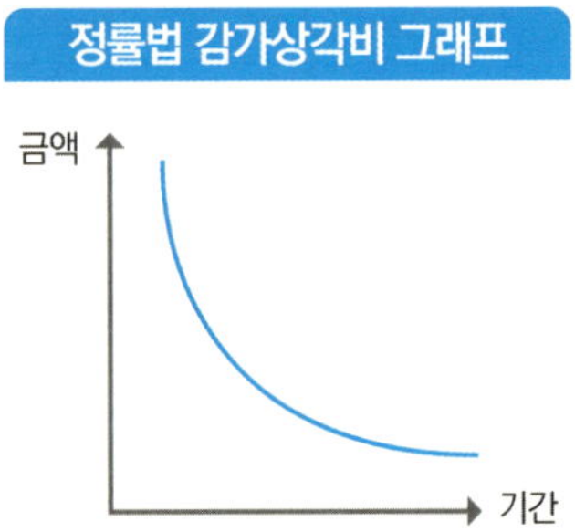

어떤 자산에 감가상각이 필요한가?

약국에서 사용하는 모든 자산에 대하여 감가상각이 적용되는 것은 아니다. 일반적으로 약국에서 사용되는 자산은 분양받은 약국 건물, 조제기계, 인테리어, 비품, 차량 그리고 양수도 시 영업권(권리금)이 대부분의 감가상각비로 사용되는 자산이다.

① 완성된 건물의 경우 보통 20~40년에 걸쳐서 정액법으로 감가상각된다.

② 조제기계, 인테리어, 비품 등의 경우는 4~6년 동안 정액법과 정률법 중 하나를 선택하여 감가상각이 가능하다.

③ 차량의 경우 5년 정액법으로 감가상각되며, 영업권(권리금)의 경우도 마찬가지로 5년 정액법으로 감가상각된다.

17

퇴직금

퇴직금이란, 약국 직원이 상당 기간 근속하고 퇴직하는 경우, 근로관계 종료를 사유로 하여 약국장이 직원에게 일시적으로 지급하는 금액으로서 약국의 필요경비로 인정된다. 약국 직원이 1년 이상 근무하는 경우 근로자퇴직급여보장법에 따라 퇴직금을 무조건 지급해 주어야 하므로, 퇴직금은 당연히 비용으로 인정된다.

즉, 근로자퇴직급여보장법 제8조 제1항은 계속근로기간 1년에 대하여 30일분 이상의 평균임금을 퇴직금으로 하여 퇴직 근로자에게 지급하노록 하고 있는데, 이를 계산식으로 조금 구체화해 보면 다음의 식으로 나타난다.

퇴직금 = 평균임금 × 30일 × 총 계속근로기간 ÷ 365

퇴직금은 약국 직원으로서는 퇴직소득에 해당한다. 따라서 약국에서 약국 직원이 퇴사하는 경우 약국 직원의 퇴직금을 지급한 달의 다음 달 10일까지 퇴직소득세를 계산하고 그 금액을 원천징수하여 신고· 납부하여야 한다.

직원이 퇴직하는 때에는 퇴사일로부터 14일 이내에 퇴직금을 지급하여야 한다. 이런 규정에 따라서 지급하는 퇴직금은 지급하는 시점에 퇴직급여라는 항목으로 비용으로 처리하게 된다. 즉, 퇴직금은 일반적으로 실제로 퇴사하는 시점에 비용으로 인정받는 것이다.

예전에는 퇴직금을 월급에 포함해서 지급하는 경우가 왕왕 있었다. 퇴직금을 월급에 포함하기로 한 것을 퇴직금 분할약정이라고 한다. 하지만 이러한 퇴직금 분할약정은 원천적으로 무효이다. 이렇게 분할약정을 통하여 지급하였다 하더라도 근로자는 또다시 퇴직금 지급을 청구할 수 있다. 따라서 퇴직금 분할약정은 약국에 절대 유리하지 않으므로 이러한 약정은 하지 않는 것이 좋다.

한편, 퇴직금을 선지급하는 방법으로 중간정산을 많이 이용했다. 하지만 퇴직금 중간정산 역시 법으로 금지하고 있다. 다만, 다음의 경우는 예외적으로 중간정산을 허용하고 있다.

① 무주택자인 근로자가 본인 명의로 주택을 구매하는 경우
② 무주택자인 근로자가 주거목적으로 전세금 또는 보증금을 부담하는 경우
③ 본인, 배우자 또는 부양가족의 질병, 부상으로 6개월 이상 요양하는 경우
④ 최근 5년 이내 파산선고를 받거나 개인회생절차 개시 결정을 받은 경우
⑤ 임금피크제를 시행하여 임금이 줄어드는 경우
⑥ 태풍, 홍수 등 천재지변으로 고용노동부 장관이 정한 사유와 요건에 해당하는 경우

이러한 중간정산 사유가 발생하여 지급한다 하더라도 반드시 중간정산신청서를 받아 두어야 한다.

18

퇴직연금

퇴직금은 5인 미만 여부와 관계없이 1년 이상 근속하고 퇴직하는 직원에 대하여 모든 약국사업장에서 반드시 지급하여야 한다. 법에서 정한 강제 사항이다. 그렇다면 1년 이상 근무자 모두에게 반드시 퇴직금을 지급하여야 할까? 그렇지 않다. 근로자퇴직급여보장법 제4조에 따르면 4주간 평균하여 1주간의 소정근로시간이 15시간 미만인 근로자에게는 퇴직금을 지급하지 않아도 된다.

약국의 경우 조제 매출이 복잡한 시간이나 밤늦은 시간에 단시간 직원이나 요일별 근무자가 있으므로, 모든 직원에 대하여 퇴직금을 지급하여야 하는 것은 아니다.

간혹 약국에서 퇴직연금을 반드시 가입해야 하느냐는 질문을 받을 때가 있다. 퇴직연금을 반드시 가입해야 하는 것은 아니다. 일반적으로 퇴직금은 실제 직원이 퇴사함과 동시에 지급할 때 비용으로 처리한다고 하였다. 하지만 퇴직연금제도에 따라 퇴직연금에 가입하게 되면 직원이 실제로 퇴사하기 전이라도 퇴직금을 미리 비용으로 처리하여 절세효과를 볼 수 있다.

퇴직연금제도란, 근로자의 노후생활을 보장하기 위하여 회사가 근로자에게 지급해야 할 퇴직급여(퇴직금)를 회사가 아닌 금융회사에 맡기고 기업 또는 근로자의 지시에 따라 운용하여 근로자가 퇴직 시 일시금 또는 연금으로 지급하는 제도를 말한다.

퇴직연금제도에는 확정급여형과 확정기여형의 두 가지가 있다.

확정급여형(DB형)은 근로자가 받을 퇴직급여는 확정되어 있으며 적립금의 운용은 약국이 직접하므로 운영에 관한 책임은 약국이 부담하며, 일반적인 퇴직금제도와 유사하다 할 수 있다.

확정기여형(DC형)은 약국이 매년 근로자별 연간 임금총액의 1/12 이상을 근로자의 퇴직연금계좌에 적립하면 근로자가 직접 어디에 투자할 것인지를 정해서 투자·운용하고 퇴직할 때 운용하던 적립금을 퇴직급여로 받아가는 제도를 말한다. 즉, 직원이 운용에 대한 책임을 지게 되는 것이다.

두 제도의 차이점의 핵심은 1년에 한 번씩 퇴직금이 적립된다고 할 때 운영주체가 누가 될 것인가에 대한 것이다. 확정급여형(DB형)은 운용을 회사(약국)에서 한다고 할 수 있다.

예를 들어 회사(약국)에서 운용한 결과 연 20%의 수익이 났다면, 그 이득도 약국이 가지게 된다. 반대로 20%의 손실이 났다면, 그것 역시 약국이 손해를 보게 된다. 직원들이 가져가게 되는 퇴직금(퇴직직전 3개월 평균임금×근속연수)은 운용수익과 관계없이 동일하다고 할 수 있다.

그런데 확정급여형(DC형)은 퇴직금 운용주체가 직원이 된다. 그래서 계좌도 직원명의의 계좌가 만들어진다. 약국에서 매달 또는 1년에 한번 퇴직금을 불입해주면 직원은 예금을 하거나 아니면 펀드/채권 등 원하는 곳에 투자할 수 있다. 그로 인해서 이익이나 손해를 보게 되면 모두 직원 본인이 가지게 된다.

퇴직연금 DB형의 경우 대기업이나 중견기업 이상 등에서 많이 활용하고 있다. 이런 회사의 경우 회사의 재경담당부서가 따로 있고 운용에 대한 노하우도 가지고 있기 때문에 회사에서 수익을 내어 회사의 자산으로 가질 수 있다.

반면, 중소기업의 경우 DC형을 선택하는 경우가 많다. 약국의 경우에 퇴직금 부담을 줄여줄 수 있는 현행의 중간정산 제도와 유사하다고 할 수 있는 확정기여형(DB형)이 약국과 같은 소규모 사업장에서 많이 이용되는 제도이다.

한편, 2016년부터 규모별 단계적으로 퇴직연금제도 도입을 의무화하여, 2022년에는 모든 사업장에서 퇴직연금제도를 도입해야 한다. 약국의 경우에도 5인 이상과 관계없이 모두 2022년 1월 1일부터는 퇴직연금제도에 가입하여야 한다.

이러한 퇴직연금제도를 통해서 직원이 갑자기 퇴사함으로 인하여 많은 금액을 일시에 지급하여야 하는 부담감을 덜 수 있음은 물론이고, 퇴직금에 관련된 비용도 조기에 비용으로 인정받을 수 있으므로 유용한 제도라 할 수 있다.

즉, 퇴직금의 비용인정은 근로자가 퇴직하는 시점에 비용처리가 되는 것이 일반적이다. 하지만, 퇴직연금제도에 가입하면 근로자가 퇴직하지 않더라도 퇴직연금에 불입하는 순간부터 경비처리가 가능한 것이다. 따라서 비용을 조기에 처리할 수 있는 제도라 할 수 있다.

19

약국 퇴직연금제도와 약국의 포괄양수도

약국을 포괄양수하는 경우 직원을 승계하는 경우에도 퇴직연금가입은 유용한 제도가 될 수 있다.

기존 직원을 포괄양수도로 인수하는 경우 퇴직금의 지급은 기존 약국에서 근무한 연수를 모두 합한 금액을 퇴직금으로 지급하여야 한다.

기존 양도한 약국에서 퇴직금을 지급했기 때문에 양수한 약국장은 양수한 시점부터 퇴직금을 지급하면 된다라고 생각할 수 있는데 그렇지 않다. 포괄양수하는 경우에는 최종 퇴사하는 시점의 약국장이 총 근무연수에 대한 퇴직금의무가 있다.

즉, 기존 약국에서 10년 근무하던 직원 A를 승계하여 인수한 약국에서 3년 근무 후 퇴직하는 경우 퇴직금은 13년치를 지급해야 할 수도 있다. 물론 기존 약국장이 10년치의 퇴직금을 지급한 경우에는 기지급한 퇴직금을 차감한 후의 금액을 지급하면 된다. 하지만 퇴직금은 퇴직 직전 최종 3개월의 평균임금에 근속연수를 곱한 금액을 지급해야 한다. 평균임금은 일반적으로 인상을 하게 된다. 따라서 최종 지급해야 하는 금액은 인수한 약국에서 단순히 3년 근무했을 때의 3년치

퇴직금과는 비교가 되지 않을 만큼 큰 금액을 지불해야 한다.

예를 들어 기존 약국에서 최종 3개월 평균임금이 월 5백만 원이고 인수한 약국에서 3년 근무한 후의 최종 3개월 평균임금이 월 6백만 원인 경우를 가정하자.

① 기존 약국에서 지급하는 퇴직금은 5백만 원×10년=5천만 원
② 포괄양수하는 경우 지급해야 하는 퇴직금
6백만 원×13년-5천만 원=2천8백만 원

만약 포괄양수하지 않은 직원이 3년을 근무하고 퇴직하고 최종 3개월 평균임금이 월 6백만 원인 경우 지급해야 하는 퇴직금은 1천8백만 원(=6백만 원×3년)이기 때문에 포괄양수를 한 직원의 경우에는 포괄양수하지 않은 직원에 비하여 1천만 원 더 지급해야 한다.

그런데 약국을 인수하면서 양도한 약사는 퇴직금을 퇴직연금에 불입하고 매년 퇴직금 정산제도와 유사한 DC형퇴직연금에 가입한다면 사실상 퇴직금을 매년 임금총액의 1/12을 납부하고 나면 퇴직금의 지급은 사실상 종료되어 매년 정산되기 때문에 퇴직 시에 추가 지급해야하는 금액이 없으므로 이러한 위험부담에서 벗어날 수 있다.

20

약국과 관련된 이자비용

약국을 개국하면서 대출을 받았는데 개인적인 사정으로 자신의 명의로 받지 않고 배우자 명의로 대출을 받게 되는 경우 대출관련이자는 비용으로 인정받을 수 있을까하는 의구심을 가질 수 있다.

타인명의로 대출한 이자비용에 대해서는 기본적으로 약국사업장의 이자경비로 인정받을 수 없다. 하지만 세법은 실질과세원칙을 고수하기 때문에 타인명의 대출금이 당해 약국의 사업과 실질적으로 관련이 있고, 당해 차입금과 이자비용이 실질적으로 약사가상환을 하였을 경우에는 이자비용을 사업상 경비로 인정받을 수 있다. 하지만 이러한 사실은 약국장이 직접 증명을 하여야 한다.

이처럼 이자비용에 대하여 경비처리가 가능한지에 대해 살펴보기로 한다.

어디에서 대출을 받았는지에 따른 이자비용

1. 금융기관으로부터 차입한 자금

약국 개국이나 운영을 위하여 차입할 때 금융기관을 이용하는 경우에는 초과인출금이 발생하지 않은 경우에는 원칙적으로 모두 경비처리가 가능하다.

2. 지인으로부터 차입한 차입금

지인으로부터 차입하는 경우 이자를 지급하는 경우에도 원칙적으로는 이자비용이 경비처리가 가능하다. 하지만 지인에게 이자를 지급할 때 세금을 차감(27.5%)한 후에 지급을 하고 지급받는자의 인적사항 등과 함께 이자지급 사실을 국세청에 별도로 신고를 하여야 한다. 이러한 경우에는 차입이 어려워 지급하는 이자비용에 대하여 현실적으로 경비처리가 쉽지 않다.

실질적으로 약국경비로 사용하였다 하더라도 비용이 인정되지 않는 경우

1. 자산을 초과하는 대출금이 있는 경우에는 그 이자를 비용처리할 수 없다.

대부분의 약국장은 약국 사업과 관련하여 대출을 받거나 자동조제기계를 리스로 구입하는 경우 부담하는 이자비용은 약국사업과 직접적으로 관련이 있고 실제 이자를 부담하였기 때문에 당연히 경비처리가 될 것이라고 생각할 수 있다.

소득세법에서는 약국사업관련대출이라고 하더라도 사업용자산가액을 초과한 부채금액에서 발생한 대출이자는 가사관련 경비로 보아 필요경비로 인정되지 않는다. 이를 초과인출금 지급이자 손금불산입이라고 한다. 즉, 자산을 초과하는 대출금이 있을 때 그 이자를 비용으로 처리할 수 없다는 뜻이다.

예를 들어 약국을 개국하면서 3억 원의 대출을 받아서 2억 원은 권리금으로 지불하고 1억 원은 약품가액을 지급하는데 사용했고, 권리금에 대하여는 신고하지 않기로 했다고 한다면 비록 약국사업과 관련하여 3억 원을 대출 받았다 하더라도 1억 원에 해당하는 이자비용에 대하여만 경비처리로 인정된다. 2억 원은 비록 약국사업과 관련이 되었지만 세무서에 신고를 하지 않기로 했기 때문에 세무상의 사업용자산으로 기록되지 않아서 2억 원에 해당하는 이자비용은 경비처리가 되지 않는다.

또다른 예를 들어 보면 약국사업자대출을 받아서 개인용 주택을 구입하는 경우도 비록 약국사업자대출을 받았지만 주택은 약국사업용자산이 아니기 때문에 이에 대한 이자비용은 필요경비로 인정되지 않는다.

또한, 약국사업자로 대출을 받아서 결제대금을 결제를 했지만, 공단에서 들어온 공단청구금액은 모두 인출해간 경우에도 대출을 받아서 개인적으로 사용한 것과 동일한 효과를 가져오기 때문에 실제 약국경비로 대출금을 사용했다 하더라도 이자비용이 경비처리가 되지 않는 경우도 있다.

이를 계산하는 산식을 구체적으로 살펴보면 다음과 같습니다.

필요경비 불산입 이자비용=총이자비용×초과인출금 적수 / 차입금 적수

* 초과인출금=부채합계－사업용 자산합계
* 적수: 매월말 초과인출금과 차입금잔액에 경과일수를 곱한 값

좀더 간단하게 말하면 사업용자산가액이 부채가액보다 크다면 이자비용이 경비처리가 가능하지만, 부채가액이 사업용자산가액보다 더 크다면 이자비용에 대하여 경비처리를 인정받을 수 없는 상황이 발생할 수 도 있는 것이다.

사업용 자산가액은 다음을 말한다.

대표적으로 약국의 조제용기계, 비품, 인테리어시설, 임차보증금, 약국건물, 전문약과 일반약, 공단미수금, 신고한 권리금 그리고 사업용 계좌상의 예금잔액 등이 된다.

사업용 자산은 대부분 시간이 지나갈수록 감가상각이 일어나 자산규모가 줄어들기 때문에 대출금보다 많아지지 않도록 관리하고 그 초과분은 대출금부터 갚아나가야 한다.

2. 출자금에 대한 대출금의 이자는 비용처리가 되지 않는다.

공동사업에 '**출자하기 위하여 차입한 차입금**'의 지급이자는 당해 공동사업장의 필요경비에 산입할 수 없는 것이며, 출자를 위한 차입금 외의 '**당해 공동사업 운영을 위하여 차입한 차입금**'의 지급이자는 당해 공동사업장의 필요경비에 산입할 수 있는 것이나, 이에 해당하는지는 공동사업 구성원 간에 정한 동업 계약의 내용 및 출자금의 실제 사용 내용 등에 따라 판단하는 것이다.

21

소득공제와 세액공제의 차이

세금을 줄일수 있는 항목에는 소득공제와 세액공제가 있다. 이 둘은 어떤 차이가 있을까?

소득공제는 소득금액에서 차감하는 방식인 반면에 세액공제는 내야 할 세금에서 차감하는 방식이다. 따라서 소득공제를 적용받는 경우 적용되는 세율(6~42%)만큼의 세금감소효과가 있는 반면에 세액공제를 적용받는 경우에는 세액공제 받는 금액 전액이 세금감소효과가 있는 것이다.

예를 들면 종합소득금액이 6천만 원인 약국의 경우 소득공제가 1천만 원이라고 한다면 절세효과는 다음과 같다. 종합소득이 6천만 원인 경우 적용되는 세율이 24%이므로 소득공제 1천만 원으로 인한 절세액은 1천만 원×24%에 해당하는 240만 원이 된다. 물론 여기에 10%의 지방소득세 절세액까지 합하면 264만 원에 해당하는 금액이 소득공제 1천만 원으로 인한 절세액이라 할 수 있다.

반면 세액공제 1천만 원이라 함은 절세액 자체가 1천만 원이라는 의미이다.

따라서 소득공제와 세액공제가 같은 금액이라면 당연히 세액공제가 절세효과가 크다고 할 수 있다.

약국의 소득공제

1. 인적공제

인적공제는 기본공제와 추가공제로 구분된다. 기본공제에는 본인, 배우자, 부양가족 등 세가지 공제가 있다. 추가공제에는 경로우대, 장애인, 부녀자, 한부모공제가 있다.

2. 국민연금보험료 공제

공적연금인 국민연금에 의해 부담하는 연금보험료는 전액 소득공제 대항이 된다. 약국장 본인에 대한 국민연금납부액을 말한다 한편 약국장 본인의 건강보험료는 소득공제가 되는 것이 아니라 약국의 필요경비로 비용처리된다.

3. 소기업·소상공인 공제부금 소득공제

노란우산공제라고도 하며, 사업소득금액에 따라 200만 원에서 500만 원까지 소득공제가 가능하다.

4. 중소기업창업투자조합 출자 등에 대한 소득공제

약국장이 벤처기업에 투자하는 경우 투자금액의 100%에서 30%까지 소득공제가 가능하다.

약국에 적용되는 세액공제

1. 통합고용세액공제

전년 대비 상시근로자 수가 증가한 약국의 소득세를 공제해주는 제도이다. 청년실업과 중소기업 고용창출 문제를 해결하기 위해 청년 등 을 고용하는 기업에게 조세 혜택을 주고 있는데, 바로 통합고용세액공제라 할 수 있다. 직원 1명이 증가하여 3년간 유지하는 경우 3년 동안 최소 2,300만 원에서 최대 4,900만 원의 세액공제를 받을 수 있다.

2. 정치자금기부금 세액공제

약국에서 정치인에게 후원하는 경우 정치인 후원금 10만 원까지는 세액공제가 가능하다. 즉, 10만 원을 정치인에게 후원하는 경우 전액 세금공제(세액공제)를 받을 수 있는 것이다.

3. 성실신고확인대상자에 대한 세액공제

① 성실신고확인비용에 대한 세액공제

성실신고확인 대상 사업자가 성실신고확인서를 제출하는 경우에는 세무대리인에게 지급한 성실신고확인비용의 60%를 소득세에서 공제 받을 수 있다. 이때 세액공제 한도는 120만 원이다. 예를 들어 성실확인 수수료로 250만 원을 지급했다면 250만 원×60%=150만 원인데 세액공제 한도인 120만 원을 세액공제를 받을 수 있는 것이다.

② 의료비공제와 교육비 공제

일정요건을 갖춘 성실신고 확인대상자로서 성실신고 확인서를 제출한 자가 의료비, 교육비를 지출한 경우 그 해당 금액의 15%를(난임시술비는 20%)를 해당과세연도 소득세에서 공제가 가능한다.

22

인적 소득공제

약국의 종합소득세 신고 시 대표적인 소득공제 항목인 인적공제에 대해 알아보기로 하자. 인적공제란, 사람에 대한 공제로 일정 요건을 갖추면 과세소득을 줄여주어 세금을 부과하는 기준이 되는 과세표준을 감소시켜 준다.

인적공제는 크게 기본공제와 추가공제로 구분한다.

기본공제 대상자는 본인과 배우자, 부양가족으로 일정 요건을 갖추면 1인당 150만 원을 소득금액에서 공제한다.

본인을 제외한 기본공제대상자는 연간소득 금액이 반드시 100만 원 이하이어야 한다. 연간소득 금액이란, 근로소득뿐만 아니라 사업소득 등의 종합소득금액, 양도소득 금액, 퇴직소득 금액을 모두 합산한 금액이다. 근로소득만 있으면 총급여액은 500만 원 이하라면 가능하다.

배우자는 이러한 소득요건을 갖추면 기본공제대상자로 올릴 수 있다. 배우자와 달리 부양가족은 소득요건에 연령요건과 생계요건이 추가된다.

직계비속은 만 20세 이하, 연간소득 금액이 100만 원 이하일 경우 생계와는 무관하게 공제할 수 있다. 직계비속은 학업, 취업 등의 이유로 어디에서 거주하던 부모와 생계를 같이 하는 것으로 보기 때문이다.

직계존속은 만 60세 이상, 연간소득 금액이 100만 원 이하이고, 소득자와 생계를 같이 할 때 공제할 수 있다. 주민등록표상 동거가족이거나, 다른 주소에 거주하더라도 거주자가 실제 부양하고 있다면 예외적으로 인정된다(주거 형편상 별거 인정).

형제자매는 만 20세 이하 또는 만 60세 이상, 연간소득 금액이 100만 원 이하이고, 주민등록표상 동거가족이어야 한다.

본인뿐만 아니라 배우자의 직계존속과 형제자매도 요건을 충족한다면 기본공제 대상자로 올릴 수 있으므로, 빠진 기본공제 대상자가 없도록 요건을 꼼꼼히 살펴보는 것이 중요하다.

기초생활보장 수급자는 소득요건만 갖추면 나이와 무관하게 공제 가능하며, 위탁 아동은 만 18세 미만이면 가능하다.

추가공제는 본인의 기본공제 대상자에 한해 1인당 150만 원의 기본공제 외에 요건에 따라 추가로 공제해 주는 제도이다. 기본공제 요건을 충족하지 못한다면 추가공제도 당연히 받을 수 없다.

경로 우대자 공제는 본인을 포함하여 기본공제 대상자인 배우자, 부양가족이 만 70세 이상일 때 1인당 100만 원을 추가로 공제하는 것이다.

기본공제 대상자 중 장애인이 있다면 1인당 200만 원의 장애인 공제가 가능하다. 장애인은 소득요건만 충족한다면 나이와 무관하게 공제할 수 있다.

부녀자 공제는 거주자 본인이 배우자가 있는 여성이거나 배우자가 없는 여성으로 부양가족이 있는 세대주인 경우 해당한다. 종합소득금액이 3천만 원 이하인 거주자만 공제 가능하므로 주의해야 한다. 1인당 50만 원을 추가로 공제한다.

한부모소득공제는 배우자가 없는 거주자로서 기본공제 대상자인 직계비속 또는 입양자가 있으면 성별과 무관하게 1인당 100만 원을 추가로 공제한다. 단, 부녀자 공제와 중복적용은 불가하다.

〈인적공제 – 기본공제〉

공제금액 1인당: 150만 원

<table>
<tr><th>본인과의 관계</th><th>소득요건</th><th>연령요건</th><th>생계요건</th></tr>
<tr><td>본인</td><td>X</td><td>X</td><td>X</td></tr>
<tr><td>배우자</td><td rowspan="6">연간 소득금액
100만 원 이하</td><td>X</td><td>X</td></tr>
<tr><td>직계비속</td><td>만 20세 이하</td><td>X</td></tr>
<tr><td>직계존속</td><td>만 60세 이상</td><td>- 주민등록표상 동거가족
- 주거 형편상 별거 인정</td></tr>
<tr><td>형제자매</td><td>만 20세 이하 또는
만 60세 이상</td><td rowspan="2">- 주민등록표상 동거가족</td></tr>
<tr><td>기초생활보장
수급자</td><td>X</td></tr>
<tr><td>위탁 아동</td><td>만 18세 미만</td><td></td></tr>
</table>

※ 연간소득 금액 100만 원 이하: 근로소득뿐만 아니라 사업소득 등의 종합소득금액, 양도소득 금액, 퇴직소득 금액을 모두 합산한 금액

〈인적공제 - 추가공제〉

기본공제 대상자에 한해 추가공제

항목	공제요건	공제금액
경로 우대자 공제	70세 이상	1인당 100만 원
장애인 공제	장애인인 경우	1인당 200만 원
부녀자 공제	- 당해 거주자 본인(종합소득금액 3천만 원 이하) - 배우자가 있는 여성 - 배우자가 없는 여성으로 부양가족이 있는 세대주	50만 원
한부모소득공제	배우자가 없는 거주자로서 기본공제 대상자인 직계비속 또는 입양자가 있는 경우	100만 원 ※ 부녀자 공제와 중복 적용배제

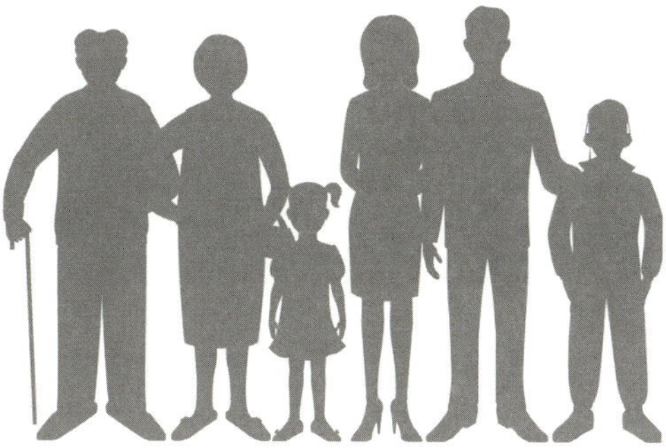

23

노란우산공제

소득공제 중에서 사람에 대한 공제가 아닌 소득공제로는 연금보험료 공제와 노란우산공제(소기업·소상공인공제)가 대표적이다.

연금보험료 공제는 국민연금법에 따라 부담하는 연금보험료를 내는 경우, 당해 낸 보험료 전액을 해당 연도의 종합소득금액에서 공제하는 금액을 말한다.

한편, 노란우산공제 또는 소기업·소상공인공제에 대하여 살펴보면 다음과 같다.

근로소득자가 상당 기간을 근속하고 퇴직하는 경우 근로관계의 종료를 사유로 하여 회사를 퇴사하는 시점에 퇴직금을 받게 되어, 퇴직금이 주요한 노후생활비의 재원이 되기도 한다. 설령 노후생활비로 사용하지 않더라도 퇴직금을 받아서 빚도 갚고, 자녀의 학자금이나 기타 사업자금으로 사용하기도 한다.

그러나 약국을 포함한 자영업의 경우 폐업하는 순간에 목돈이 생기는 경우는 매우 드물다. 사업이 잘되어서 폐업하는 경우는 그나마 저축해 둔 자금이 있을 수 있겠지만, 사업이 잘되지 않아 폐업할 때는 나락으로 떨어져 빈곤층으로 전락하는 예도 생기게 된다.

이러한 자영업자들의 최소한 미래보장을 위해 마련한 것이 노란우산공제 제도라고 할 수 있다. 이러한 이유로 노란우산공제를 달리 표현하여 자영업자들의 퇴직금제도라고 할 수 있다.

근로자의 경우 법으로 강제적으로 퇴직금제도를 마련하여 근로자이면 무조건 퇴직금제도에 가입하게 되어 있어서 사실상 일정 요건을 갖춘 모든 근로자가 퇴직금제도에 가입되어 있다고 해도 무방할 것이다.

그러나 자영업자의 경우에는 노란우산공제 제도에 무조건 가입하여야 하는 강제사항이 아니므로, 자영업자가 스스로 가입하도록 하여 노란우산공제에 가입하는 경우 많은 유리한 조건을 부여하고 있다.

노란우산공제는 적금의 장점과 보험의 장점을 합한 것이라 할 수 있다. 적금의 장점이란, 정기금리의 수령과 원금보장이 된다는 점이다. 즉, 사업자등록증 폐업 시에 원금손실 없이 해지할 수 있고 그때까지의 이자를 받는다는 것이다.

또한, 보험의 장점이라 할 수 있는 점은 각종 사고 시 보험기능을 가지고 있다는 것이다.

소기업·소상공인의 범위는 업종에 따라 차이가 있어서 약국의 경우 연평균 매출액이 50억 원 이상이거나 상시근로자가 10인 이상이면 가입할 수 없다. 월 납부 한도는 최소 5만 원에서 100만 원 사이의 금액이다.

노란우산공제에 가입하는 경우에는 다음과 같은 장점이 있다.

① 노란우산공제 한도
2025년 납입부금부터 다음과 같이 소득공제 한도가 조정되었다.

사업소득금액	소득공제 한도액
4천만 원 이하	600만 원
4천만 원 초과 6천만 원 이하	500만 원
6천만 원 초과 1억 원 이하	400만 원
1억 원 초과	200만 원

② 납부금 전액 연 복리이자 적용 및 운용수익에 따른 부가공제금액이 지급되기 때문에 폐업 시 일시금 또는 분할금의 형태로 목돈으로 돌려받을 수 있다.

③ 공제금은 법에 따라 압류가 금지되어 있어 폐업 등의 경우에도 안전하게 생활자금과 사업 재기를 위한 자금으로 활용할 수 있다.

④ 사업장 상해보험 무료가입이 되어 상해로 인한 사망 및 후유장해 발생 시 2년간 최고 월부 금액의 150배까지 보험금이 지급되며, 보험료는 중소기업중앙회가 부담한다.

⑤ 납부 기간이 12개월 이상이면 무담보·무보증으로 저리 대출이 가능하다.

최근 세법개정 등을 통하여 소득공제 항목이 점점 줄어들고 있는 상황에서, 약국으로서는 필수적인 절세 상품이라 할 수 있다.

노란우산공제 소득 구분

수령사유	소득구분
법정사유가 발생하여 지급하는 경우	2015.12.31. 이전 가입자: 이자소득
	2016.01.01. 이후 가입자: 퇴직소득
법정사유 발생 전 해지된 경우	기타소득(원천징수 세율 15%)

* 법정사유: 다음 중 어느 하나에 해당하는 사유를 말한다.

1. 소기업·소상공인이 폐업 또는 해산(법인에 한한다)한 때
2. 공제 가입자가 사망한 때
3. 만 60세 이상으로 공제부금 불입월수가 120개월 이상인 공제 가입자가 공제금의 지급을 청구한 때
4. 해지 6개월 이내에 다음 중 어느 하나의 사유가 발생하는 경우
   ⓐ 천재·지변의 발생
   ⓑ 공제가입자의 해외 이주
   ⓒ 공제가입자의 3개월 이상의 입원치료 또는 요양을 요하는 상해·질병의 상태
   ⓓ 중소기업중앙회의 해산
   ⓔ 공제가입자가 재난으로 15일 이상의 입원치료가 필요한 피해를 입은 경우

법정사유가 발생 전에 노란우산공제를 해지하게 되면 기타소득으로 과세되어 세부담이 커질 수 있음을 주의해야 한다.

24

벤처기업 투자와 소득공제

약국은 고소득 전문직종에 속한다. 따라서 소득세를 많이 내는 업종 중의 하나이다.

따라서 이러한 소득세를 줄이기 위해 경비를 철저히 모으는 것은 절세의 기본중에 기본이라 할 수 있다. 이 외에도 소득공제를 활용하여 절세할 수 있는데 최근에 많이 활용하는 것이 '중소기업창업투자조합 출자 등에 대한 소득공제'라는 제로를 활용할 수 있다. 흔히 '엔젤투자' 또는 '벤처기업투자'라고 할 수 있다. 이 제도는 의사, 약사 고소득자와 대기업 임직원 등 이미 많은 사람이 절세방안으로 활용하고 있다.

조세특례제한법 제16조(중소기업창업투자조합 출자 등에 대한 소득공제)에 따른 소득공제는 거주자가 직접 또는 투자조합을 통해 벤처기업 등에 투자하는 경우 받을 수 있는 제도로 엔젤투자를 활성화하기 위해 마련되었다.

요건

① 개인이 벤처기업에 투자하였거나, 개인 투자조합을 통해 벤처기업에 투자를 하는 경우를 말한다.

② 투자한 날로부터 3년간 투자된 자금을 회수하거나 주식 또는 지분을 매각하지 않아야 한다.

③ 타인의 출자지분이나 투자지분 또는 수익증권을 양수하는 방법으로 출자하거나 투자하는 경우에는 적용되지 않는다.

소득공제 금액

벤처기업 투자에 대한 소득공제율은 ① 3천만 원 이하 출자금액은 100%, ② 3천만~5천만 원 출자분은 70%, ③ 5천만 원 초과 출자분은 30%이다. 한도는 종합소득금액의 50%까지이다.

개인투자자들은 직접 벤처기업의 지분을 인수하거나 투자조합을 결성해 조합방식으로 투자하거나, 크라우드펀딩 방식으로 투자한 경우 혜택을 받을 수 있다. 벤처투자펀드를 통한 간접투자 방식도 있는데 간접투자의 경우 소득공제율은 10%까지다.

이때의 투자란 벤처기업에 투자한 것을 의미하므로 타인의 지분을 양수하는 방법은 공제대상이 되지 않는다.

투자로 인한 절세효과

구체적으로 약국의 과세표준이 1억 2천만 원인 경우를 가정하여 이러한 소득공제를 활용할 경우 세금혜택을 알아보면 다음과 같다.

CASE 1)

- 과세표준: 1억 2천만 원
- 적용세율: 38.5%(소득세+지방소득세)
- 투자액: 3천만 원
- 절세액: 3천만 원×38.5%=11,550,000원
- 투자수익률: 38.3%

CASE 2)

- 과세표준: 2억 원
- 적용세율: 41.8%(소득세+지방소득세)
- 투자액: 5천만 원
- 절세액: (3천만 원+2천만 원×70%)×41.8%=18,392,000원
- 투자수익률: 36.7%

CASE 3)

- 과세표준: 3억 원
- 적용세율: 41.8%(소득세+지방소득세)
- 투자액: 7천만 원
- 절세액: (3천만 원+2천만 원×70%+2천만 원×30%)×41.8%
  =20,900,000원
- 투자수익률: 29.8%

고소득자일수록 이에 대한 혜택이 매우 크다는 것을 알 수 있다.

한편, 투자일로부터 3년 이내에 출자지분을 이전하거나 회수하는 경우에는 감면세액을 추징하게 된다.

제16조【중소기업창업투자조합 출자 등에 대한 소득공제】

① 거주자가 다음 각 호의 어느 하나에 해당하는 출자 또는 투자를 하는 경우에는 2020년 12월 31일까지 출자 또는 투자한 금액의 100분의 10(제3호·제4호 또는 제6호에 해당하는 출자 또는 투자의 경우에는 출자 또는 투자한 금액 중 3천만 원 이하분은 100분의 100, 3천만 원 초과분부터 5천만 원 이하분까지는 100분의 70, 5천만 원 초과분은 100분의 30)에 상당하는 금액(해당 과세연도의 종합소득금액의 100분의 50을 한도로 한다)을 그 출자일 또는 투자일이 속하는 과세연도(제3항의 경우에는 제1항 제3호·제4호 또는 제6호에 따른 기업에 해당하게 된 날이 속하는 과세연도를 말한다)부터 출자 또는 투자 후 2년이 되는 날이 속하는 과세연도까지 거주자가 선택하는 1과세연도의 종합소득금액에서 공제한다. 다만, 타인의 출자지분이나 투자지분 또는 수익증권을 양수하는 방법으로 출자하거나 투자하는 경우에는 그러하지 아니하다.

1. 중소기업창업투자조합, 한국벤처투자조합, 신기술사업투자조합 또는 소재·부품전문투자조합에 출자하는 경우
2. 대통령령으로 정하는 벤처기업투자신탁(이하 이 조에서 "벤처기업투자신탁"이라 한다)의 수익증권에 투자하는 경우
3. 「벤처기업육성에 관한 특별조치법」 제13조에 따른 조합에 출자한 금액을 벤처기업 또는 이에 준하는 창업 후 3년 이내의 중소기업으로서 대통령령으로 정하는 기업에 대통령령으로 정하는 바에 따라 투자하는 경우
4. 「벤처기업육성에 관한 특별조치법」에 따라 벤처기업등에 투자하는 경우
5. 창업·벤처전문 경영참여형 사모집합투자기구에 투자하는 경우
6. 「자본시장과 금융투자업에 관한 법률」 제117조의10에 따라 온라인소액투자중개의 방법으로 모집하는 창업 후 7년 이내의 중소기업으로서 대통령령으로 정하는 기업의 지분증권에 투자하는 경우

25

연금저축세액공제

정부에서는 국민의 노후 준비를 독려하기 위하여 연금계좌 세액공제를 더 많이 받을 수 있도록 세액공제 혜택을 강화하고 있다. 연금계좌세액공제를 받기 위해서는 크게 개인연금저축과 개인형퇴직연금(IRP)의 2가지 형태에 가입해야 한다. 개인연금저축은 대한민국 성년이라면 누구나 가입이 가능하지만 개인형퇴직연금(IRP)은 소득이 있는 사람만이 가입이 가능하다.

개인연금저축

국민연금만으로 노후를 준비한다는 것은 현실적으로 불가능하기 때문에 개인연금저축을 활용할 수 있다. 따라서 개인연금은 국가가 앞으로 다가올 인구고령화 사회에서 국가의 재정적인 부담을 감소시키고자 세액공제 혜택을 제공하여 개인 스스로 노후를 준비하게 만든 연금제도라고 할 수 있다.

개인연금은 크게 총 3가지로, 납입을 하는 개인연금을 어디서 운용하고 관리하느냐에 따라 나눌 수 있다.

① 연금저축보험: 보험사의 보험상품으로 운용
② 연금저축신탁: 은행의 신탁상품으로 운용
③ 연금저축펀드: 자산운용회사의 펀드상품으로 운용

개인형퇴직연금(IRP)

IRP퇴직연금(개인형퇴직연금)은 근로자(약국장 포함)가 자신의 은퇴 후를 대비하여 조성하는 개인용 퇴직연금 계좌를 말한다. 이는 퇴직금을 자발적으로 운용하고자 하는 근로자(약국장 포함)들을 위한 제도로 근로자 본인이 직접 운용방식과 투자대상을 선택할 수 있다. 가입대상은 직장인 근로자뿐만 아니라 자영업자와 공무원 등 소득이 있다면 모두 가능하다.

	연금저축	개인형퇴직연금(IRP)
가입대상	누구나 가입가능	직장인/자영업자
가입상품	펀드, ETF, 리츠 등	예금, 펀드, ETF 등
납입한도	연금저축계좌+IRP 계좌=현 총한도 1,800만 원	
공제한도	연금저축계좌 600만 원+IRP계좌 300만 원=현 총한도 900만 원	
세액공제율	납입액의 12% 또는 15%	

납입 시의 세액공제액

위의 상품 2개 상품을 모두 가입했다면 연금저축세액공제 한도는 600만 원이고 IRP세액공제 한도는 300만 원으로 총 900만 원이 한도가 된다. 만약 IRP만 가입했다면 IRP세액공제 한도는 900만 원이 된다.

종합소득금액이 4,500만 원 이하일 경우 15% 세액공제가 적용되고 4,500만 원 초과 시는 12%의 세액공제가 적용된다.

수령 시의 세제혜택

이렇게 계좌를 만들어 투자한 돈을 연금으로 수령했을 때 어떠한 세제혜택이 있을까?

세액공제를 받은 납입액 및 운용수익에 대하여 수령 나이에 따라서 세금을 3.3%~5.5%까지 저율과세를 하게 되는데 일반적으로 일시금 수령을 한다면 16.5%로 세율을 부과하는 것과 비교하면 꽤 큰 차이가 난다고 할 수 있다.

만약 연금소득이 1,500만 원이 초과된다면 종합소득에 합산되기 때문에 초과되지 않도록 수령액을 관리하여야 한다. 만약, 초과된다면 분리과세를 선택할 수 있기 때문에 16.5% 분리과세를 받을 것인지 종합과세로 적용받을 것인지 개인의 유불리에 따라 선택이 가능하다. 한편 이러한 사적연금에 대하여는 건강보험료도 부가되지 않는다.

26

통합고용세액공제

통합고용세액공제란 약국에서 직원의 고용이 증가하는 경우 일정 금액을 세금에서 공제하는 제도를 말한다. 2018년 고용증대세액공제 도입 이후, 전년도보다 상시근로자 수가 증가하면 3년간 세액을 공제해 주는 제도이다. 한마디로 사람을 더 고용한 만큼 세금을 깎아주는 정책이라고 할 수 있다. 즉, 통합고용세액공제는 직원이 증가하면 공제를 받는 반면 직원이 감소하면 공제받은 금액을 추징하는 제도이다.

그러나 2026년도에 큰 변화를 맞게 되는데 개정된 세법에서는 통합고용세액공제가 고용인원 감소 시 "추징"에서 "공제액감소"로 바뀌어 직원이 감소하더라도 과거에 공제받은 금액이 추징되지 않는다는 것이 가장 큰 변화라 할 수 있다. 물론 이 규정은 2026년부터 고용증가된 인원에 대하여 적용된다.

대상기업

소비성 서비스업을 제외한 사업자로서 해당 과세연도의 상시근로자의 수가 직전 과세연도의 상시근로자의 수보다 증가한 경우 공제가능하다.

이 경우 소비성 서비스업이란 호텔업 및 여관업, 일반유흥주점, 무도유흥주점업 및 단란주점 영업을 말한다. 따라서 약국은 소비성 서비스업에 해당하지 않아 고용인원이 증가한 경우 통합고용세액공제를 적용받을 수 있다.

공제금액

기계설비 등의 투자가 없더라도 고용증가 시 1인당 연간 일정금액을 공제하며, 청년정규직과 장애인과 60세 이상이나 경력단절여성에 대하여는 우대하여 지원한다.

〈2026년 이전 고용 시〉

구분		세액공제 금액
청년·장애인 등	수도권 지역	1,450만 원
	수도권 이외의 지역	1,550만 원
상시근로자	수도권 지역	850만 원
	수도권 이외의 지역	950만 원

〈2026년 이후 고용 시 〉

		수도권	지방
청년, 장애인, 60세 이상, 경력단절 근로자	1년치	700만 원	1,000만 원
	2년차	1,600만 원	1,900만 원
	3년차	1,700만 원	2,000만 원
기본	1년차	400만 원	700만 원
	2년차	900만 원	1,200만 원
	3년차	1,000만 원	1,300만 원

2026년 이전 고용 시에는 3년간 동일한 금액을 공제하였고 만약 고용한 인원이 감소한다면 공제받은 금액을 전액 추징하였다. 반면 2026년 이후 고용 시에는 연도별로 더 높은 금액을 공제하며, 고용한 인원이 감소하더라도 이미 공제받는 금액을 추징하지 않는다.

한편 정규직 전환 및 육아휴직 복귀자에 대하여는 위의 공제금액 외 추가공제액 1,300만 원이 적용된다.

청년 및 장애인 정의

① 15세 이상 34세 이하인 사람 중 다음 각목의 어느 하나에 해당하는 사람을 제외한 사람을 말한다. 다만, 해당 근로자가 병역을 이행한 경우에는 그 기간(6년을 한도)을 현재 연령에서 빼고 계산한 연령이 34세 이하인 사람을 포함한다.

가. 기간제 근로자 및 단시간근로자
나. 파견근로자
다. 「청소년 보호법」과 관련된 청소년

② 「장애인복지법」의 적용을 받는 장애인과 「국가유공자 등 예우 및 지원에 관한 법률」에 따른 상이자

상시근로자의 정의

상시근로자는 「근로기준법」에 따라 근로계약을 체결한 내국인 근로자를 말한다. 다만, 다음 각호의 어느 하나에 해당하는 사람은 제외한다.

① 근로기간이 1년 미만인 근로자

② 「근로기준법」 제2조 제1항 제8호에 따른 단시간근로자. 다만, 연평균 월 근로시간이 60시간 이상인 근로자는 상시근로자로 본다.

③ 약국장과 그 배우자

④ 약국장과 그 배우자의 직계존비속(그 배우자를 포함한다) 및 「국세기본법 시행령」 제1조의2 제1항에 따른 친족관계인 사람

⑤ 「소득세법 시행령」 제196조에 따른 근로소득원천징수부에 의하여 근로소득세를 원천징수한 사실이 확인되지 아니하고, 다음 각목의 어느 하나에 해당하는 금액의 납부 사실도 확인되지 아니하는 자

가. 「국민연금법」 제3조 제1항 제11호 및 제12호에 따른 부담금 및 기여금
나. 「국민건강보험법」 제69조에 따른 직장가입자의 보험료

공제기간

중소기업 또는 중견기업이 공제를 받은 과세연도의 종료일부터 2년이 되는 날이 속하는 과세연도의 종료일까지의 기간 중 전체 상시근로자의 수가 공제를 받은 과세연도의 전체 상시근로자 수보다 감소하지 아니한 경우에는 과세연도의 종료일부터 2년이 되는 날이 속하는 과세연도의 소득세에서도 공제한다.

한편, 결손이 발생하거나 최저한세로 공제를 받지 못한 경우에도 10년간 이월하여 공제를 받을 수 있다.

사후관리(추징되는 경우)

2026년 이전 고용인원이 증가하여 소득세를 공제받은 내국인이 공제를 받은 과세연도의 종료일부터 3년이 되는 날이 속하는 과세연도의 종료일까지의 기간 중 각 과세연도의 청년 등 상시근로자 수 또는 전체 상시근로자 수가 공제를 받은 과세연도보다 감소한 경우에는 공제받은 세액에 상당하는 금액을 소득세로 납부하여야 한다.

기타 주의사항

① 고용인원이 유지되는 경우 고용이 증가한 다음 해도 중소·중견기업은 3년간 세액공제를 적용한다. 또한, 2026년 이전 고용을 한 경우 세액공제를 받은 과세연도부터 3년 이내 인원 감소 시 공제받은 세액이 추징된다.

② 중소기업 특별감면 등과 중복적용 가능하며, 다른 세액공제와도 중복으로 적용된다.

③ 최저한세가 적용된다.

④ 농어촌특별세는 부과된다는 것이다. 즉, 고용증대세액공제를 받은 경우, 공제로 인해 얻은 혜택의 20%가 농어촌특별세로 부과된다. 예를 들어 세금 계산 결과 공제를 받기 전보다 세액이 100만 원 줄어들었다면, 20만 원을 농어촌특별세로 납부하여야 하는 것이다.

⑤ 고용을 증대시킨 기업에 대한 세액공제를 잘 적용하기 위해서는 '상시근로자'의 개념을 잘 알고 있어야 한다. '상시근로자'란 근로기준법에 따라 근로계약을 체결한 내국인 근로자를 말한다. 따라서 외국인 고용을 증대시킨 경우 통합고용세액공제를 받을 수 없다.

⑥ 포괄양수도로 약국을 인수하여 개국할 때는 신규고용으로 보지 않기 때문에 승계받을 당시의 기존(양도)약국의 상시근로자 수보다 증가하지 않으면 세액공제를 받을 수 없다.

27

성실신고확인제도

성실신고확인제도란 개인사업자 세금의 탈루를 막기 위해서 생긴 제도로서, 업종별로 수입금액이 일정규모 이상인 개인사업자가 종합소득세를 신고할 때 장부의 정확성을 세무대리인에게 확인받은 후 신고하도록 한 제도를 말한다. 즉, 일정 수입금액을 넘는 사업자의 세무신고자료 등을 수임 대리하는 세무전문가가 소득금액 신고 시 사전검증하는 제도라고 할 수 있다.

성실신고확인의 경우 해당 연도 수입금액을 기준으로 대상 여부를 판단하게 된다.

업종	매출액
농업, 도소매업 등	15억 원 이상
제조업, 숙박 및 음식점업 등	7.5억 원 이상
부동산임대업, 서비스업 등	5억 원 이상

약국의 경우 도소매업에 해당하기 때문에 약국 매출기준으로 2018년도 귀속연도부터는 15억 원 이상으로 조정됨으로써 많은 약국이 성실신고확인대상에 해당하게 되었다.

약국을 운영하면서 동시에 임대소득이 있는 예도 있을 것이다. 2 이상의 업종을 영위하는 경우 주업종을 기준으로 부수업종의 매출을 환산하여 성실신고확인대상자 여부를 판단하게 된다. 약국을 하면서 부동산임대업을 하는 경우는 흔히 볼 수 있기 때문에 부동산임대업을 예로 들어 보면 다음과 같다.

부동산 임대소득의 경우 위의 표에서 보다시피 매출액이 5억 원 이상이면 성실확인대상에 해당한다. 따라서 약국이 주업이면서 부수적으로 부동산임대업을 운영하고 있다면, 다음과 같은 기준에 의하여 산정한 금액이 15억 원을 넘느냐 넘지 않느냐에 따라 성실확인대상 여부가 판단된다.

약국의 수입금액+부동산임대업의 수입금액×15억 원÷5억 원

일단, 성실확인대상 약국에 해당하면 가공경비 및 업무 무관경비에 대해 철저한 검증을 하게 된다.

우선 가공경비 여부를 확인하기 위해서 지출비용에 대한 적격증빙을 제대로 수취했는지와 3만 원 초과 거래 중 적격증빙 영수증이 없는 비용의 명세 및 미수취 사유 및 장부상 거래금액과 적격증빙 금액의 일치 여부를 전수조사하여 적격증빙보다 과다한 비용을 계상한 항목들을 살펴보게 된다.

또한, 업무무관경비 여부를 확인하기 위해서 인건비의 경우 배우자와 직계존비속에게 지급한 인건비가 있는 경우 실제 근무 여부와 유학이나 군 복무 중인 자 등에 대한 인건비의 계상 여부 및 아르바이트, 일용직 등의 가공 인건비 여부 등을 확인하는 것이다.

복리후생비의 경우는 접대성 경비 또는 가족이나 개인지출 경비 등을 복리후생비로 계상하는지 여부 등을 검토하게 된다.

접대비와 여비교통비의 경우 지출내용, 목적, 장소 등을 검토하여 개인적 경비의 변칙 계상 여부를 확인한다.

차량유지비의 경우는 업무용 차량 보유현황, 용도 등을 검토하여 가정용 차량 유지 관리비 등 업무무관경비의 변칙 계상 여부를 확인한다.

이처럼 성실신고확인대상에 해당하면 가공경비나 업무무관경비 등에 대하여 세무사나 회계사가 꼼꼼히 확인하여 비용에 좀 더 엄격한 기준을 적용하여 성실신고확인대상이 아닌 경우보다 더 많은 세금을 내는 경우가 많다.

이러한 내용을 토대로 세무사의 '성실신고확인서'에 세무사의 확인을 받은 후 세무서에 제출하게 된다. 성실신고확인대상자임에도 불구하고 '성실신고확인서' 없이 세무신고를 할 때는 여러 가지 불이익이 있다.

① 산출세액의 5%에 해당하는 가산세를 추가로 내야 하며,
② 세무조사 대상 선정 사유에 해당하기 때문에 조사 대상으로 선정될 수 있다.

한편, 성실신고확인서를 제출하는 경우 여러 가지 혜택이 주어진다.

① 종합소득세 신고기한이 5월 말에서 6월 말로, 종합소득세 신고기한이 1개월 연장된다.

② 의료비와 교육비에 대하여 근로소득자와 마찬가지로 세액공제를 받을 수 있다.

③ 성실확인대상자 확대로 인하여 약국 사업자 부담이 가중되는 부분을 고려하여 성실신고확인에 대한 세액공제 부분도 2018년도에 일정 부분 확대되었다. 따라서 성실확인 비용에 대하여 직접 지출된 비용의 60%를 연 100만 원에서 연 120만 원 한도로 인상되어 세액공제가 가능하다.

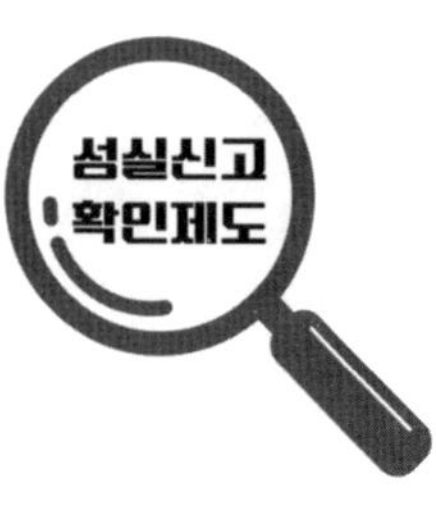

28

성실신고확인비용 세액공제

약국매출액이 15억 원이 넘는 경우에는 성실신고확인대상에 해당되어 회계사무실에서 성실확인 수수료를 요구한다. 약국입장에서는 세무조정료와 별도로 성실확인수수료를 별도로 내라고 하니 의아하지 않을 수 없다.

매출규모에 따라 수백만 원을 요구하기도 한다. 따라서 약국입장에서는 조정수수료와 별도로 추가적으로 성실확인 수수료를 부담하게 되다보니 성실신고확인대상의 경우 회계사무실에 지불하는 수수료가 여간 부담이 되는 것이 아니다. 또한 수수료문제 때문에 간혹 회계사무실과 다툼이 발생하기도 한다. 따라서 성실신고확인 비용에 대한 분석을 살펴보도록 한다.

성실확인 제도와 성실확인 수수료의 성격

성실확인제도란 수입금액이 일정 규모 이상인 사업자가 종합소득과세표준 확정신고를 하는 경우 사업소득계산의 적정성을 세무대리인(회계사, 세무사)에게 확인 받도록 한 제도로서 2011년도에 도입된 제도이다. 이러한 제도로 인하여 사업자가 성실신고확인 비용이 발생하게 됨에 따라 성실신고확인비용에 대한 세액공제는 성실신고 사업자에 대한 지원금성격에 해당한다.

특이한 점은 성실신고확인비용은 소득공제가 아니라 세액공제이기 때문에 세금에서 직접 차감하는 금액이라는 것이다.

성실신고 수수료의 부담과 세액공제

1. 법적근거

소득세법 제70조의2 제1항에 따른 성실신고확인대상자가 성실신고확인서를 제출하는 경우에는 성실신고확인에 직접 사용한 비용의 100분의 60에 해당하는 금액을 해당 과세연도의 소득세에서 공제한다. 다만, 공제세액의 한도는 120만 원의 범위에서 대통령령으로 정한다라고 규정하고 있다.

기존의 세액공제 금액 100만 원에서 2018년부터는 120만 원으로 상향되었다.

2. 성실확인 수수료와 세액공제의 실례

성실신고확인수수료를 지출하는 경우 다음과 같은 효과가 있다.

㉠ 성실신고확인비용에 대한 세액공제
㉡ 성실신고확인비용 전체에 대한 비용인정
㉢ 건강보험료의 감소

성실신고확인 수수료는 회계사무실마다 약간의 차이가 있지만 성실신고확인 수수료가 200만 원을 요구 받았을 때 약국에서 실제로 부담하는 금액을 산출해 보자.

㉠ 우선, 성실신고확인비용에 대한 세액공제 금액을 산출해보면 다음과 같다.

2,000,000원×60%=1,200,000원

㉡ 성실신고확인 비용에 대한 비용인정으로 인한 효과

대부분의 성실신고확인대상자의 소득세한계세율 38% 이상을 부담하고 있다.

소득세 절감액: 2,000,000원×38%=760,000원

지방소득세 절감액: 760,000원×10%=76,000원

㉢ 건강보험료 감소액과 요양보험료 감소액

건강보험료 감소액: 2,000,000원×7.19%=143,800원

요양보험료 감소액: 143,800원×13.14%=18,895원

따라서 성실확인비용 부담 금액에 따라 실제 약국에서 부담하게 되는 금액을 표로 나타내면 다음과 같다.

지출금액	세금 및 4대보험 절감 효과			약국의 실질부담액
성실신고 확인비용	성실신고 세액공제	소득세 절감액	건보료 감소액	
2,000,000원	1,200,000	836,000	162,695	(198,695)
2,500,000원	1,200,000	1,045,000	203,369	51,630
3,000,000원	1,200,000	1,254,000	244,042	301,957

위에서 보는 바와 같이 38% 세율구간에서는 성실확인 수수료는 2,000,000원을 부담하는 경우 약국은 오히려 세금 및 4대보험 절감효과 더 큰 경우를 확인할 수 있다.

한편, 성실신고확인 대상사업장이 공동사업장인 경우에는 세액공제가 각각의 약국장 개인별로 적용되어 각각 확인비용이 지출되어야 하고 이에 따라 각각의 개인별로 세액공제가 적용되어진다.

29

재고자산

약국의 재고자산은 약국 영업과정에서 판매를 위하여 보유하는 약품, 의약외품, 건강기능식품, 화장품 등의 자산을 말한다.

재고자산은 매출원가 산정의 기초자료가 되고 기말재고가 커질수록 매출원가는 작아지므로 이익이 증가하게 된다. 즉, 기말재고자산이 커지면 이익이 커진다고 할 수 있다.

매출원가 = 기초재고 + 당기매입 − 기말재고

따라서 약국의 이익 결정에 있어서 약국의 재고자산 산정은 매우 중요하다 할 수 있다.

약국은 수천 가지의 약품 재고가 있으므로, 수작업으로 재고관리를 하는 것은 사실상 불가능에 가깝다고 할 수 있다. 하지만 대형약국이나 대형문전약국의 경우 재고관리가 세무신고뿐만 아니라 약국 경영에서도 중요하기 때문에 매우 엄격한 관리가 이루어지고 있다.

보통 약국의 경우 판매 예정금액의 한 달치 분량의 재고가 있는 경우가 많지만, 대형문전약국은 좀 더 엄격한 재고관리를 통해 보름치 재고를 넘지 않게 관리하여 불필요한 자금지출을 줄이고 있다.

약국에서 일반적으로 조제약의 경우 조제청구프로그램을 통해 재고관리를 하고 있고, 일반약의 경우 POS 시스템을 통해 재고관리를 하고 있다.

약국 세무신고를 정확하게 한다면 이러한 프로그램에 있는 재고와 세무서에 신고되는 재고가 정확히 일치하여야 한다.

재고관리는 엄격하게 하고 있지만, 막상 세무신고 때는 약국의 실제 재고와 다르게 신고가 이루어지는 경우가 많다.

회계사무실에서는 약국에 재고가 얼마인지 알 수가 없다. 재고관리를 엄격히 하는 약국의 경우 세무신고를 할 때 반드시 약국에서 재고금액을 알려주어서 약국의 재고금액과 일치된 금액으로 신고하는 것이 매우 중요하다 할 수 있다.

약국의 의약품은 유통기한이 지나 폐기하거나 다른 이유로 인하여 폐기하게 될 때는 객관적인 입증서류를 갖추어 재고자산 폐기손실을 인정받아야 한다.

폐기처분 품목, 처분 수량, 처분가액이 명확히 기재되어야 하며, 폐기자산을 사진이나 동영상으로 남겨두어서 입증할 수 있어야 한다.

한편, 약국을 신규로 개국하는 때에는 약국의 재고자산을 인수하는 경우 포괄양수도 방식을 통하여 이루어지는 경우가 많다.

포괄양수도를 통하여 양도·양수하는 경우 세금계산서를 발행하지 않고 계약서만을 주고받게 된다.

세법상으로 약국을 양도하는 약사는 재고 약에 대하여 약국을 양수하는 약사에게 양도가액에 대한 부가가치세를 받고 세금계산서를 발행하여 부가가치세를 신고·납부하여야 하고, 약국을 양수하는 약사는 수취한 세금계산서로 지급한 부가가치세에 대하여 매입세액을 공제받아야 한다.

하지만 포괄양수도 계약서의 작성을 통하여 양도·양수하는 경우, 양수도 약국 간에는 이러한 세금계산서 수수를 생략할 수 있다.

이러한 계약서에 첨부된 약국 재고 인수가액과 리스트는 약국의 중요한 재고자산 매입이 될 수 있다. 하지만 세금계산서 없이 거래가 이루어지다 보니 막상 세무신고할 때 빠질 수 있음에 유의하여야 한다.

따라서 이러한 금액이 빠지지 않았는지 세무신고 전에 꼼꼼히 확인할 필요가 있다.

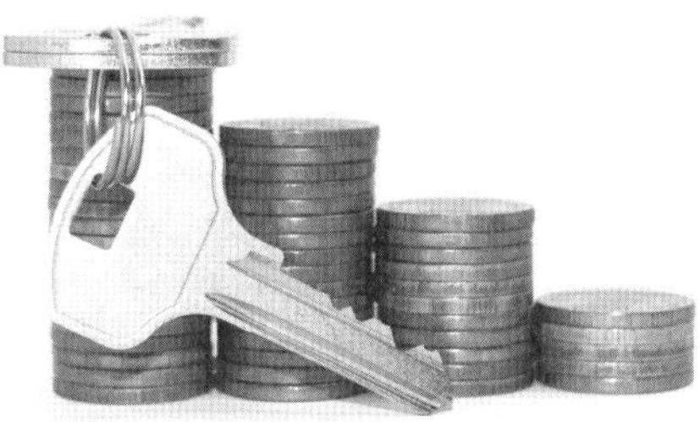

PART

5

약국의 폐업

01

약국 폐업 전 고려사항

재고금액의 파악과 불용재고금액 관리

① 세무상 재고금액 파악

약국을 폐업을 고려한다면 최소 6개월 전부터 재고 관련 내용을 점검하여야 한다. 약국의 실제 재고금액을 파악하여야 하고, 세무상 신고된 장부상의 재고금액을 파악하여야 한다.

② 불용 재고관리

양도 시 불용재고 금액을 최소화하기 위해서 관리가 필요하다.

③ 향정 관리

약국을 양도하지 않고 폐업하는 경우 (폐업 시 잔존재화의 공급 의제)

만일 폐업약국이 일반과세자로서 개국초기에 매입된 일반매약 약값과 인테리어 등 매입액에 대한 부가가치세 매입세액 환급을 많이 받은 상황에서 그 약국을 단기간 영업 후 폐업해서 재고 약이 많이 남아 있는 경우, 인테리어 등 설비자산에 대한 감가상각기간이 아직 끝나지 않았을 때 관할 세무서에서 '폐업 시 잔존재화의 간주공급'이라 하여 폐업 후에 큰 금액의 부가가치세액을 고지를 당할 수 있다.

'폐업 시 잔존재화 간주공급'이란 폐업 당시 남은 재화의 판매 등 공급이 없어도 세법상 공급으로 간주해서 부가가치세를 과세하도록 한 규정을 말한다.

폐업 시 간주공급에 해당하는 내용은 다음과 같다.

① 취득 시 매입세액공제를 받은 재화(일반 약)
② 취득 후 2년(건물 10년)이 경과하지 않은 감가상각자산(고정자산)

약국을 양수도하고 폐업하는 경우(포괄양수도)

1. 폐업 시 잔존재화 과세 의무면제

세법상 포괄양수도란 당해 사업장의 그 사업에 관한 모든 인적, 물적 권리와 모든 의무를 포괄적으로 승계하는 것을 말한다. 위에서 말한 잔존재화에 대하여는 약국을 양도하지 않고 폐업하는 경우처럼 '폐업 시 잔존재화의 공급 의제'로 인한 부가가치세 추징 가능성을 피할 수 있다.

2. 세금계산서 교부(발행) 의무면제

일반적으로 약국을 양도할 때 남아 있는 의약품이나 고정자산시설에 대하여 양수받는 약사(약국)를 상대로 세금계산서를 발행하여야 한다. 하지만 포괄양수도 계약을 체결할 때는 이러한 세금계산서 발행의무가 면제된다. 또한 양수하는 약사로서는 세금계산서라는 적격증빙 수취 없이 종합소득세 신고 시 대차대조표나 손익계산서 등에 자산 및 비용 계상의 근거를 가질 수 있다.

따라서 일반과세자인 약국이 재고 약값과 인테리어 등 설비자산에 대하여 사업포괄양수도 계약서를 작성, 보관하고 세무서에 제출하면 재고 약값과 인테리어 등 설비자산에 대하여 세금계산서 수수 의무를 면제받게 된다.

3. 퇴직금 문제 협의

포괄양수도를 통하여 기존 약국의 직원을 승계시키는 경우 기존 약국에서 근무한 기간까지도 포함하여 퇴직금 지급을 해야 한다. 기존 양도약국에서 근무한 기간이 1년 미만이라도 새로운 약국에서 근무한 기간까지 합산 기간이 1년 이상이면 퇴직금을 지급하여야 한다. 따라서 양수한 약국에서 추후 이러한 퇴직금 지급 문제로 다툼의 소지가 있으므로 사전에 협의하는 것이 필요하다.

재고와 잔고 인수 절차와 유의점(일반양도 & 포괄양도 공통)

1. 불용재고에 대한 협의

불용재고는 약국에 따라 차이가 있겠지만 3개월 혹은 6개월 동안 처방이나 판매가 없었던 재고를 말하는데 이를 양수자에게 양도할지 양도 약사가 처리할지를 협의해야 한다.

2. 약품 재고와 거래처별 잔고 확인

약국의 약품 재고와 제약회사나 도매상에 지급해야 하는 잔고를 확인해야 한다.

① 약품 재고금액 확인

- 수량 확인: 약국을 양도양수 전날 의약품을 카운팅하여 재고금액을 산정한다. 일반적으로 월요일 신설된 약국이 오픈하기로 한 경우 전주 토요일 약국 문을 닫고 약품 재고를 카운팅하여 약품 재고금액을 확인한다.
- 금액 확인: 전문약의 경우 부가가치세가 포함된 금액으로 정산하고, 일반 약의 경우 포괄양수도일 때 부가가치세가 제외된 금액으로 포괄양수도가 아닌 경우에는 산정된 금액에 부가세 10%를 가산하여 세금계산서를 교부받아 지급한다.

구분	포괄양수도 계약 때	포괄양수도가 아닌 경우
전문약	부가세 포함된 금액으로 정산	부가세 포함된 금액으로 정산 (계산서 발행)
일반약	부가세 제외한 금액으로 정산	부가세 포함된 금액으로 정산 (세금계산서 발행)

- 재고 파악을 해주는 전문 업체를 이용할지 여부 고려: 양도 약사와 양수 약사 간의 정확한 재고금액을 중간에서 파악하여 금액을 산정해 주는 업체도 있으므로 이를 이용할지를 고려해야 한다.

② 거래처별 잔고 금액 확인

거래처별 잔고는 거래처에 미리 확인한 후 잔고를 양도 여부를 결정한다. 잔고를 양도할 때는 잔액 양도확인서 등의 서류를 작성하여 양도인, 양수인 그리고 거래처 담당자가 잔고금액을 확인한 후 서명 날인하게 된다.

③ 실제 카운팅된 재고금액과 거래처별 잔고 금액의 차이를 결제

재고금액에서 잔고 금액을 차감한 금액을 양수인과 양도인이 지급하면 된다. 재고금액이 2억 원인데 거래처 잔고 금액이 1억 원인 경우에는 양도인이 1억 원을 추가로 받으면 된다. 반면 재고금액이 2억 원인데 거래처 잔고 금액이 3억 원인 경우에는 양도하는 약사가 거래처 잔고 금액을 1억 원을 결제하고 거래처 잔고 금액을 2억 원으로 확정하여 양도양수 금액을 산정한다.

권리금의 산정과 신고 여부 및 세금 부담주체 결정

1. 권리금의 산정

권리금의 가격은 조제료 규모나 지역에 따라 많은 차이가 난다. 따라서 이러한 여러 가지 요인을 고려하여 적정권리금을 산정하여야 한다.

2. 권리금 신고 여부 결정

이러한 적정권리금을 산정하였다면 권리금의 신고 여부를 결정하여야 한다.

또한 권리금에 대한 세금은 양도자가 부담해야 하지만 때에 따라서는 인수한 약국에서 부담하기로 협의가 되기도 한다. 따라서 세금 부담을 누가 할 것인지를 결정하여야 한다. 즉 권리금에 대한 세금 부담주체가 결정하는 것이 좋다.

3. 시설권리금을 높게 하는 경우 양도 약사에게 매우 불리

약국을 개국하는 경우 지급하는 권리금은 크게 시설권리금과 영업권리금이 있다. 시설권리금은 말 그대로 약국의 인테리어비용 등 시설과 관련된 금액을 지급하는 것을 말한다. 2018년 이전에는 시설권리금에 대하여는 세금을 부과하지 않았다. 따라서 과거에는 권리금을 받는 경우 시설권리금을 최대한 높게 설정하는 방법으로 세 부담을 줄이는 방법을 선택했고 이는 세법 안의 범위에서 적절한 방법이었다.

그러나 2018년도부터 시설권리금은 기존 약국의 시설권리금의 장부가액까지만 인정이 되고 그 금액을 초과하는 경우 과세를 하게끔 법이 개정되었다. 장부가액이란 기존 투입된 시설비에서 그동안의 감가상각 금액을 차감한 금액을 말한다.

이렇게 장부가액보다 높은 금액으로 시설비를 받는 경우 시설권리금으로 보는 것이 아니라 자산처분이익으로 보아 필요경비 60%를 인정받지 못하고 전액 이익으로 과세하게 된다.

양도 약사에게 매우 불리하다고 할 수 있다. 따라서 시설권리금을 팜택스에 문의하여 장부가액까지만 시설권리금으로 분류하고 나머지는 영업권리금으로 신고하는 것이 훨씬 유리하다 할 수 있다.

4. 권리금에 대한 세금 신고는 일차적으로 양수인이 한다.

권리금에 대한 부담 주체가 결정되면 권리금에 대한 세금 신고 절차를 숙지하여야 한다. 권리금의 신고 주체는 양도인이 아닌 양수인임에 유의하여야 한다. 비록 세금을 부담하는 주체가 양도인일지라도 세금의 신고는 원천징수라는 제도를 통해서 권리금을 주는 양수하는 약사가 신고하여야 한다.

권리금을 지급하면서 1차적인 세금 원천징수액인 8.8%의 금액을 차감하여 지급하지 않고 전체를 지급하게 되면 추후 양 당사자 간에 다툼이 생길 수도 있다.

5. 권리금에 대한 총 세금 부담 금액

권리금은 총수령금액 중에서 60%가 경비로 인정된다. 따라서 받는 금액의 40%가 소득으로 신고하게 된다. 또한 권리금은 받은 다음 연도 다른 소득과 합산하여 신고하기 때문에 최대 52%의 세율이 적용되기도 한다.

따라서 권리금의 수령액의 16%에서 22%(지방소득세 포함) 정도의 사이에서 총부담 세금이 결정된다고 할 수 있다.

양도양수 계약서 작성

포괄양수도 계약을 하는 경우 포괄양수도 계약서를 작성한다. 포괄양수도 계약서에는 양수·양도하는 자산과 부채를 포함한다. 양도하는 자산은 일반의약품과 전문의약품, 그리고 시설 장치와 비품이 대부분이고, 양도하는 부채는 거래처 잔고 금액에 해당한다. 이를 포괄양수도 본문이나 별첨에 부기하여 서명하여 교환한다.

의약품 인수의 경우 심평원 청구 불일치에 대한 소명에 대비하여 약품별 목록 리스트를 별첨으로 보관하는 것이 좋다. 잔고인수금액도 거래처별로 부기하는 것이 좋다.

권리금의 경우 신고를 하는 경우 총인수금액에서 별도로 표기하는 것이 좋고 권리금을 신고하지 않기로 할 때는 별도로 권리금 계약서를 작성하는 것이 좋다.

부가세 신고자료를 위한 조제 매출자료 확보

약국을 폐업할 때 부가가치세 신고를 하여야 하는데 약국의 조제매출내역이 반드시 있어야 한다. 그런데 보통 약국을 넘기면서 기존 PC의 청구프로그램 자료를 그대로 양수약국에 넘기거나 기존 청구프로그램 내용을 삭제하는 경우가 있다.

기존 약국에 남겨둘 때 부가세 신고 때 이미 양도한 약국을 방문하여 관련 자료를 받아야 하는 번거로움과 어려움이 있다. 또한 약국 청구프로그램 자료를 삭제를 해버리는 경우는 원천적으로 부가세 신고 자체를 할 수가 없다.

따라서 약국을 양도자에게 넘기기 전에 반드시 부가세 신고를 위한 조제 매출자료 내역을 출력하거나 기타 방법을 통해서 확보해 두어야 한다.

보건소 지위 승계

기존에는 양도인의 폐업과 양수인의 개업으로 나눠졌던 업무가 지위 승계라는 절차로 한꺼번에 처리할 수 있다. 지위 승계 신고에 필요한 서류는 다음과 같다.

① 양도인의 개설등록증 원본

② 약국 개설자의 지위 승계 신고서

③ 포괄양수도 계약서

즉, 하나의 서류에 양도인과 양수인이 같이 서명하여 제출하면 양도인의 보건소 폐업과 양수인의 보건소 개설이 동시에 진행된다.

다만, 지위 승계를 통해서 양도양수를 하는 경우 기존 약국의 처방전을 신규로 인수하는 약국에서 보관해야 하는 의무를 부담하게 된다.

02

약국의 폐업 절차

폐업 신고

① 약국을 폐업하려면 관할 보건소나 세무서 중 한 곳에서 폐업 신고를 하면 된다. 약국 같은 면허나 허가증이 있는 사업자라면 면허, 허가를 받은 기관에 폐업 신고를 해야 한다. 그러나 홈택스를 통해 폐업 신고를 하는 경우 폐업 신고 시 "통합폐업신청 여부"에 체크하면 면허, 허가 기관에 따로 신고하지 않아도 한꺼번에 신고할 수 있다.

하지만, 보건소 폐업은 바로 해도 상관없지만, 세무서 폐업 신고는 거래하는 회계사무실과 상의한 후에 진행하여야 한다.

② 일반적으로 세무서 폐업의 폐업은 회계사무실에 위임하고, 시군구 지자체나 심평원이나 건강보험공단 폐업 신고는 '보건 의료자원통합신고 포털'에서 약국장이 직접 진행하면 된다.

③ 현행 약사법(제22조)에는 약국이 폐업하면 7일 이내에 지자체에 신고하도록 규정하고 있고 이를 위반하면 100만 원 이하의 과태료를 부과하도록 규정하고 있다.

④ 공동사업자가 세무서로 직접 방문하여 폐업 신고할 때는 "동업 해지 계약서" 및 공동사업자 전 구성원의 "신분증 사본"과 "인감증명서"를 첨부해야 한다. 팜택스를 통해 폐업 신고를 할 때는 이미 수임 신고가 되어 있으므로 계약서 등이 별도로 필요하지 않다.

⑤ 약국 폐업 후 세금계산서가 늦게 오는 경우

폐업일이 속하는 달의 다음 달 25일까지 부가가치세 확정신고를 해야 하는데 그때까지 세금계산서를 전부 받지 못하는 경우가 있다.

특히 반품하는 경우 전문약 일반 약을 반품 세금계산서를 받아야 하는데 반품하면서 바로 세무서 폐업을 하게 되면 사업자 번호 자체가 완전히 없어지게 되어 반품과 관련된 전자 세금계산서를 받을 수 없게 된다.

따라서 약국의 세무서 폐업 신고는 세금계산서를 모두 받은 것을 확인한 후에 폐업 신고를 하는 것이 좋다.

원천세 신고 및 지급조서 제출

① 근로 등 지급명세서, 일용근로소득 지급명세서, 간이 지급명세서 제출을 폐업일이 속하는 다음 달 말일까지 신고하여야 한다.

② 반기별 납부 승인 지정을 받은 원천징수의무자가 폐업한 경우: 폐업일이 속하는 달의 다음 달 10일까지 신고납부하여야 한다.

4대 보험 상실 신고 등

개국약국장과 근무 약사 및 직원 등의 4대 보험이 가입되어 있다면, 폐업일로부터 15일 이내에 관할 공단에 4대 보험 상실 신고 및 사업장 탈퇴신고를 해야 한다. 이렇게 되면 약국장은 직장가입자에서 지역가입자로 전환되며, 사업주의 경우 소득이 크게 감소할 때는 홈택스에서 폐업 사실 증명서를 발급받아 국민연금 공단과 건강보험공단에 제출하면 연금 보험료와 건강보험료의 감액이 가능하다.

폐업 부가가치세 신고

① 폐업에 따른 부가가치세 확정신고는 폐업일이 속하는 달의 다음 달 25일까지 신고하셔야 한다.

② 폐업 신고만 하고 부가가치세 확정 신고납부를 하지 않으면 신고납부 불성실 가산세, 매입처별세금계산서합계표 미제출 가산세 등 불이익이 있으므로 폐업 신고와 별도로 반드시 폐업 부가가치세 신고를 하여야 한다.

③ 사업포괄 양수도에 의한 폐업은 폐업 사유에 "양도양수 폐업"을 기재하고 폐업 신고 때 "포괄양수도계약서"를 첨부하여 신고한다.

노란우산공제 해지 여부 결정

노란우산공제는 약국을 운영하는 동안 세무 혜택이 큰 절세 상품이다. 노란우산공제의 해지조건에 사업자의 폐지가 있다. 따라서 노란우산공제를 폐업 때 해지한다고 해서 불이익이 없다. 오히려 이미 세무 혜택을 본 상품을 계속해서 노란우산공제에 금액을 예치해둘지를 결정하여야 한다. 더 높은 금리 등의 효과가 있다면 해지하여 다른 방법으로 재테크 여부를 고민하는 것이 좋다. 추후 다시 약국을 개설하는 경우 그때 다시 가입하여 세금혜택을 보면 된다.

〈기타절차〉

신용카드 단말기, 정수기, POS, 경비시설, 인터넷 등에 대한 해지도 신청하여야 한다.

특히 신용카드 단말기회사에도 폐업에 따른 신용카드 단말기 말소 신고도 하여야 할 것이다. 단말기의 경우 의무 사용 기간과 위약금에 대한 사항을 확인하여야 한다.

종합소득세 신고

부가가치세 확정신고를 하면 세금 신고가 마무리되는 것이 아니다. 종합소득세 신고를 하여야 한다. 그런데 종합소득세 신고는 폐업일이 속하는 연도의 다음 연도 5월 31일까지이다. 즉, 2026년 3월에 폐업하였다 하더라도 종합소득세 신고는 2027년 5월 중에 신고하여야 하는 것이다. 약국을 폐업하고 2026년도 중에 근무 약사로 근무하여 소득이 있는 경우에는 근무 약사의 소득과 합산하여 2027년 5월 중에 신고하여야 한다.

PART 6

권리금

01

권리금의 종류와 시설권리금 과세 여부

약국에서 권리금이란, 임대차 목적물인 약국 건물에서 영업하는 약사 또는 영업을 하려는 약사가 영업시설, 비품, 거래처, 신용, 영업상의 노하우, 약국 건물의 위치에 따른 영업상의 이점 등 유형과 무형의 재산적 가치의 양도 또는 이용 대가로서 임대인, 임차인에게 보증금과 차임 이외에 지급하는 금전 등의 대가를 말한다.

이러한 권리금은 크게 영업권리금, 시설권리금, 바닥권리금으로 분류할 수 있다.

영업권리금

영업하려는 약국에서 발생하는 매출에 따라 형성되는 권리금이라 할 수 있다. 일반적으로 약국의 영업권리금은 조제료의 몇 개월치로 형성되는 편이다.

시설권리금

시설권리금이란, 기존에 영업하던 약국에서 투자했던 시설비용에 대한 권리금을 말한다. 해당 약국의 인테리어가 시설권리금의 대표적인 예이다.

시설권리금을 책정할 때는 감가상각을 고려하여 책정하게 된다.

바닥권리금

바닥권리금은 약국이 위치한 지리적 특성에 따라 지급하는 프리미엄 금액을 말한다. 약국을 개국할 때 일정 수준의 매출이 발생할 것이라는 전제하에 받는 금액이기 때문에, 신규약국에서 책정되는 권리금이라고 할 수 있다.

권리금이 발생하는 경우 세금신고를 하지 않는 것이 관행처럼 굳어져 있다. 비단 약국뿐만 아니라 다른 업종도 마찬가지 현상이 발생하고 있다.

양도하는 약국에서는 신고를 꺼리고, 양수받는 입장에서는 신고하고 싶어한다.

하지만 약국을 양도하는 자의 입장이 '갑'의 위치에 있으므로, 양수하는 약사인 '을'의 입장에서 양도자의 요구를 따르지 않을 수 없다.

양수자인 '을'의 입장에서는 권리금을 지급했기 때문에 권리금을 신고하여 경비처리를 하고 싶어한다.

이러한 세금신고 문제 때문에 양도 약국과 양수 약국에서 합의점을 찾는 것이 있다. 바로 시설권리금을 활용하는 것이다.

즉, 총 지급한 권리금 중에서 영업권리금과 바닥권리금을 신고하지 않으면서 시설권리금을 높게 책정해서 신고하는 방식을 택하는 것이다.

예를 들어, A 약사는 약국 권리금 3억 원을 지급하고 양도 약사와 권리금에 대하여 소득신고를 하지 않고 시설권리금만 신고하기로 합의를 하였다고 하자.

즉, 비품, 시설 등 인테리어 권리금에 대하여만 신고하기로 한 것이다. 그런데 약국의 시설 인테리어가 감가상각을 모두 마쳐서 실질가치가 5백만 원 정도가 예상되는데 3천만 원으로 신고하고, 비품은 실질가치가 200만 원이지만 2천만 원으로 조정해서 신고하기로 한 것이다.

따라서 양도 약사의 시설 인테리어는 장부가액이 500만 원, 비품은 200만 원으로 총합이 700만 원의 장부가액이지만, A 약사는 인테리어를 3천만 원으로, 비품을 2천만 원으로 시설권리금을 신고하기 때문에 4천3백만 원의 차이에 해당하는 이익이 발생하게 된다.

이렇게 신고를 하여 권리금 3억 원 중 일부를 신고하여 양수하는 약사가 경비처리가 가능한 방법을 택한 것이다. 과거 약국에서 많이 사용한 방법이다.

하지만 2018년부터는 이러한 방법을 택하면, 더 많은 세금 문제가 발생하게 된다.

2018년부터는 사업용 고정자산을 양도함으로 인하여 발생하는 소득(이익)은 사업소득으로 과세를 하도록 법이 개정되었기 때문이다.

일반 권리금으로 신고를 하였다면 기타소득으로 인정받아 필요경비로 신고를 하므로 낮은 세금을 내도 되지만, 유형자산 처분이익으로 과세를 하게 되면 사업소득으로 과세하여 더 많은 세금을 추징당하게 될 확률이 높아진 것이다.

따라서 인테리어 등 시설장치에 대하여 서로 금액을 책정하게 되는 때에는 양도하는 약사의 장부가액이 얼마인지 확인하고 그 가액으로 책정하는 것이 유리할 수 있다.

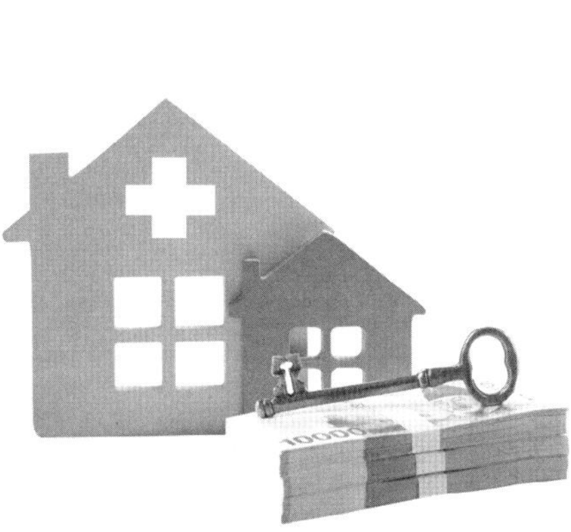

02

권리금과 세금

양도 약국과 양수 약국 사이에서 권리금이 수수되는 경우, 어떤 세금 문제가 발생할 수 있을까?

부가가치세와 종합소득세 그리고 양도소득세의 문제가 발생할 수 있다.

부가가치세

부가가치세법에서 재화의 공급이란, 계약상 또는 법률상의 모든 원인에 따라 재화를 인도하거나 양도하는 것으로 한다.

이때 '재화'란 재산 가치가 있는 물건 및 권리를 말한다. 물건과 권리의 범위에 관하여 필요한 사항은 상품, 제품, 원료, 기계, 건물 등 모든 유체물, 전기, 가스, 열 등 관리할 수 있는 자연력, 광업권, 특허권, 저작권 등 재산적 가치가 있는 모든 것을 말한다.

권리금은 약국 점포에 관한 임차권, 점포에 부속되어 있거나 영업을 위하여 공여되고 있는 시설과 고객 관계, 신용, 점포 위치에 따른 영업상의 이점 등 무형의 재산적 가치에 대한 양도 대가로 볼 수 있고, 이는 재산적 가치가 있는 권리의 공급으로서 부가가치세 과세대상에 해당한다.

따라서 권리금(영업권)은 기타소득에 해당하므로 권리금(영업권)을 지급하는 자가 원천징수를 하여야 하며, 권리금(영업권)을 받는 약사는 세금계산서를 내주어야 한다.

이 경우 과세사업에 대하여만 세금계산서를 교부하는 것이기 때문에, 총 지급된 권리금 중에서 일반약 판매에 해당하는 비율만큼만 세금계산서를 발행하여야 한다.

한편, 약국 사업에 관한 모든 권리와 의무를 포괄적으로 승계시키는 사업 양도의 경우(포괄양수도 계약)에는 부가가치세를 매기지 않는다. 따라서 이러한 경우는 세금계산서를 발행할 필요가 없는 것이다.

종합소득세

1. 기타소득과 필요경비

약국의 권리금으로 받는 금액은 기타소득으로 과세한다. 기타소득의 경우에는 필요경비가 확인되지 않을 때도 지급금액의 60%에 해당하는 금액을 필요경비로 인정한다.

2. 권리금(기타소득)의 수입시기

권리금에 대한 총수입 금액의 인식 시기는 권리금 대금이 확정되었는지 여부에 따라 달라진다.

① 권리금 가액이 최종 확정되어 계약서에 명시된 경우
권리금 가액을 최종 청산한 날, 자산을 인도한 날 또는 사용수익일 중 빠른날을 권리금의 수입시기가 되는 것이다.

② 권리금 가액이 최종확정 되지 않고 약국을 사용, 수익하는 경우
권리금을 지급하는 날이 권리금의 수입시기가 되는 것이다.

권리금을 분할 지급하는 경우를 살펴보자.

권리금을 10억 원을 지급하기로 하였는데 약국의 양도양수일(=입점일)은 2026년 9월에 하기로 하고 권리급 지급에 관한 계약서에 다음과 같이 하였다고 하자.

지급일	금액
2026년 7월	2억 원
2027년 7월	3억 원
2028년 7월	5억 원
총계	10억 원

이러한 계약을 하는 경우 권리금 10억원을 수수하기로 한 약사는 2026년 9월(=입점일)에 10억 원 전체를 수입한 것으로 보아 그다음 해 5월 권리금 10억 원 전체를 대상으로 소득세 신고를 하여야 한다.

지급받는 연도별로 권리금 수입을 신고하는 것은 아니라는 것이다. 비록 2026년에는 권리금을 2억 원 밖에 수수한 것이 없지만 잔금청산일(2028년 7월)이전에 약국을 인수하여 사용수익하고 있기 때문이다.

3. 권리금(기타소득)의 원천징수

권리금을 지급하는 경우에는 위에서 권리금 지급액수의 일정한 필요경비를 공제한 금액을 원천징수하여야 한다.

권리금을 지급하는 쪽에 원천징수 의무가 있다. 현행 권리 금액에서 필요경비(60%)를 제한 금액, 즉 권리 금액의 40% 금액에 20% 세율로 원천징수를 하게 된다.

권리 금액 전체의 8%에 해당하는 소득세액을 원천징수하게 되며, 지방소득세 0.8%를 합하면 권리 금액의 8.8%를 원천징수하게 된다. 그리고 수입 시기 다음 해 2월까지 이에 대한 지급명세서 제출 의무도 있다.

4. 권리금의 감가상각과 소득세 경비처리

약국 사업자가 약국을 임차하면서 지급한 권리금은 소득세법상 사업용 고정자산인 무형고정자산(영업권)에 해당하며, 동 권리금을 지급한 과세기간의 장부상에 자산으로 계상하고 소득세법 시행령 제63조에서 정하고 있는 내용연도(5년)에 따라 감가상각비로 계상하는 경우에는 약국의 경비로 처리된다.

양도소득세

영업권의 양도라 하더라도 기타소득으로 과세하는 것이 아니라 양도소득세로 과세하는 경우도 있다.

약국 건물과 함께 양도하는 경우 받게 되는 영업권은 소득세법상 이를 기타자산으로 정의하고, 이러한 기타자산의 양도에 대하여는 기타소득으로 과세하는 것이 아니라 양도소득세를 매긴다.

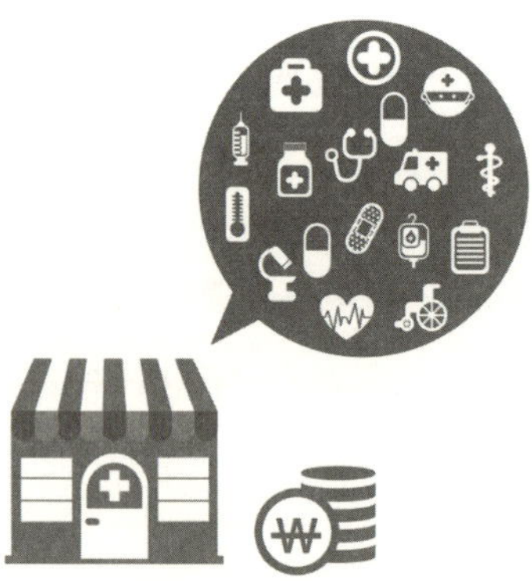

03

양도자와 권리금

약국의 권리금 문제와 관련하여, 사례를 통해 세금 문제를 분석하여 보자.

> 우선 A 약사가 B 약사에게 약국을 양도하면서 B 약사에게 권리금 1억 원을 받기로 하였다고 가정하자.
> A 약사가 운영하는 약국의 경우 조제약과 일반약의 판매비율이 8 대 2의 비율이다.
> A 약사와 B 약사는 포괄양수도가 아닌 개별양수도를 선택하기로 하였다.
> 약국을 양도한 A 약사(양도자)와 약국을 인수한 B 약사(양수자)에게 발생하는 세금 문제는 어떻게 되는지 살펴보자.

세금계산서의 발행

약국 사업을 영위하는 사업자가 당해 사업과 관련하여 영업권을 양도하는 경우, 대가로 1억 원(권리금)을 받을 때는 과세에 해당하는 부분에 대하여 부가가치세가 발생하게 된다.

부가가치세 = 1억 원 × 10%(부가가치세율) × 20%(과세비율) = 2,000,000원

따라서 총 22,000,000원에 해당하는 세금계산서(부가가치세 포함)를 발급하여야 한다.

세금계산서를 발행하지 않는 경우 권리금과 관련하여 신고 및 납부도 이행하지 않은 것이기 때문에 세금계산서 미발행가산세, 신고불성실가산세, 납부불성실가산세가 부과된다.

만약, 개별양수도가 아닌 포괄양수도를 선택한 경우라면 부가가치세를 내지 않고 세금계산서 또한 발행할 필요가 없다.

권리금 수령 시 받는 금액

약사가 받는 권리금은 '영업권'을 양도하여 소득세법상 기타소득에 해당하면 원천징수금액 8.8%(지방소득세 포함)를 차감한 금액을 권리금으로 받는다.

원천징수세율 8.8%는 권리금 가액에서 필요경비 60%를 차감한 후의 금액에서 20%의 기타소득세와 이에 대한 지방소득세 10%를 합산한 세금이다.

권리금으로 받는 금액
= 100,000,000원 - (100,000,000원 × 8.8%) = 91,200,000원

부가가치세의 신고

상기 권리금 수령 시 받는 금액에 부가가치세 2,000,000원을 더한 금액인 93,200,000원을 받아 부가가치세 2,000,000원은 해당 과세기간이 속하는 달의 다음 달 25일 부가가치세를 신고·납부하여야 한다.

소득세 신고 시 기타소득으로 합산신고

기타소득 금액 = 총수입 금액(권리금) - 필요경비(권리금 액수 × 현 60%)
= 100,000,000원 - 60,000,000원 = 40,000,000원

따라서 위의 금액을 기타소득으로 다음 해 5월 31일 종합소득세 신고 시 사업소득과 합산하여 신고하여야 한다.

이렇게 신고된 4천만 원은 사업소득 등과 합산하여 신고되면서 기납부된(=원천징수된) 금액을 넘어서게 되면 추가로 소득세를 내야 한다.

〈만약 약국의 사업소득 금액이 2억 원인 경우〉
2억 원(약국 사업소득 금액) + 4천만 원(권리금 기타소득) = 240,000,000원
이 약사의 소득금액이 된다.
따라서 소득세율 41.8%가 적용되어,
4천만 원 × 41.8% - 8,800,000(기납부한 원천징수) = 7,920,000원
을 추가로 내게 된다.

04

양수자와 권리금

약국의 권리금 문제와 관련하여, 사례를 통해 세금 문제를 분석하여 보자.

우선 A 약사가 B 약사에게 약국을 양도하면서 B 약사에게 권리금 2억 원을 받기로 하였다고 가정하자.
A 약사가 운영하는 약국의 경우 조제약과 일반약의 판매비율이 8 대 2의 비율이다.
A 약사와 B 약사는 포괄양수도가 아닌 개별양수도를 선택하기로 하였다.
약국을 양도한 A 약사(양도자)와 약국을 인수한 B 약사(양수자)에게 발생하는 세금 문제는 어떻게 되는지 살펴보자.

세금계산서의 수취

권리금을 지급하고 종전 임차인으로부터 세금계산서를 발급받아 부가가치세를 신고하면, 부가가치세 10%를 공제받을 수 있다.

(2억 원의 일반약 판매비율(20%)에 해당하는 금액 4천만 원에 해당하는 부가가치세는 10%인 4백만 원)

물론 **개별양수도가 아닌 포괄양수도의 경우에는 세금계산서를 발급받을 수 없다. 따라서 이 경우에는 부가가치세 4백만 원을 별도로 지급할 필요가 없다.**

권리금에 대한 원천징수금액을 차감한 금액을 지급

권리금을 지급할 당시의 지급금액에 대하여는 8.8%에 해당하는 17,600,000원(지방소득세 포함)을 원천징수한다.

> 인수하는 약국장이 지급할 권리금 액수는,
> 200,000,000원(권리금) + 4,000,000(부가가치세) - 17,600,000원
> = 186,400,000원

원천징수세액을 다음 달 10일 이내에 납부

권리금에 대하여 기타소득으로 원천징수한 금액인 17,600,000원을 권리금을 지급한 달의 다음 달 10일 이전까지 신고하고 납부를 해야 한다.

다음 해 2월 말일까지 지급명세서 제출

권리금에 대하여 원천징수한 후에 그 다음 연도 2월 말까지 지급명세서를 제출하여야 하며, 만일 이를 이행하지 아니하면 지급금액(부가가치세를 공제한 순수권리금 가액인 1억 원)의 2%에 상당하는 지급조서 미제출가산세를 추징당하게 된다.

영업권을 계상하여 5년간 비용으로 경비처리

권리금에 대하여 개별양수도의 경우 세금계산서를 받아 비용처리가 가능하고, 포괄양수도의 경우에는 세금계산서 수령이 없이도 위와 같은 신고절차를 통하여 경비처리가 가능하다.

권리금으로 지급한 금액은 지급연도부터 5년간 균등 상각하여 사업소득 산출 시 비용으로 인정받을 수 있다.

구분	양도자	양수자
납부의무	부가가치세 신고 (포괄양수도면 생략)	원천징수신고의무
	다음 연도 5월 종합소득세 신고	다음 연도 2월 지급명세서 제출
지급금액/ 수령금액	권리금 + 부가가치세 − 원천징수액	권리금 + 부가가치세 − 원천징수액
내야 할 세금	부가가치세(4,000,000원)	기타소득원천징수금액(17,600,000원)
	종합소득세율이 35%인 경우 종합소득세 추가납부 13,200,000원	지급명세서 제출 시는 세금 없음
세금효과	기타소득 80,000,000원을 다른 소득과 합산신고하고 기납부한 17,600,000원을 공제하게 됨.	부가가치세 4,000,000원 환급
기대효과	자금출처 조사에 입증자료로 활용	100% 경비처리 가능

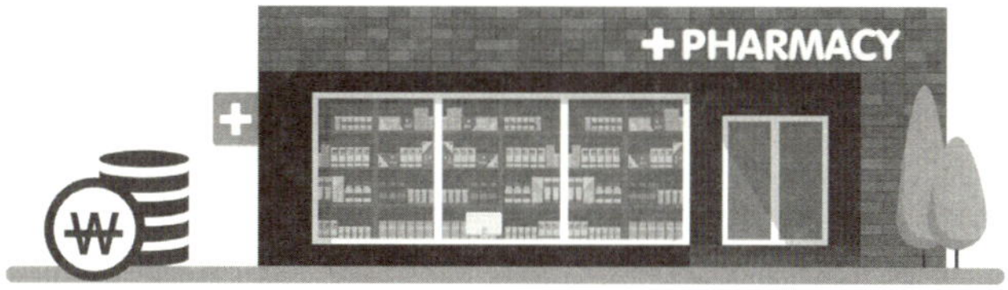

05

권리금의 신고와 세금 효과

약국 인수를 하는 경우, 권리금을 주고 인수하는 경우가 많다. 매수자의 입장에서는 비용을 지불하였기 때문에 경비처리를 하고 싶어하지만, 매도자가 소득 노출을 꺼리는 경향 때문에 권리금 신고를 하지 못하는 경우가 많다. 따라서 인수하는 약국장은 약국을 개국하면서 많은 금액의 권리금을 지급하고도 경비로 인정받지 못하는 경우가 많이 발생하고 있다.

하지만 세금적인 측면에서 볼 때 권리금을 신고하는 것이 매도자와 매수자 모두에게 유리하다. 비용으로 인정을 받을 수 있다는 점 때문에 매수자의 입장에서는 신고하는 것이 당연히 유리하다 할 수 있다. 한편, 매도자의 입장에서도 다음과 같은 점에서 유리하다 할 수 있다.

첫째, 권리금은 기본적으로 60%의 기본경비가 인정되는 기타소득으로 분류되고 있으므로, 세 부담 측면에서는 다른 소득에 비하여 높다고 할 수 없다. 오히려 낮은 세 부담 때문에 절세 측면에서는 권장되는 항목이기도 하다.

둘째, 자금출처 소명에 활용될 수 있다.

권리금은 거액이 오가기 때문에 추후 아파트나 상가 등을 구매하거나, 예금이나 주식 등에 투자하게 된다. 이때 국세청으로부터 자금출처에 대한 소명을 요구받을 수 있는데, 미리 권리금에 대한 세금신고를 한다면 자금출처에 대한 소명이 가능하다.

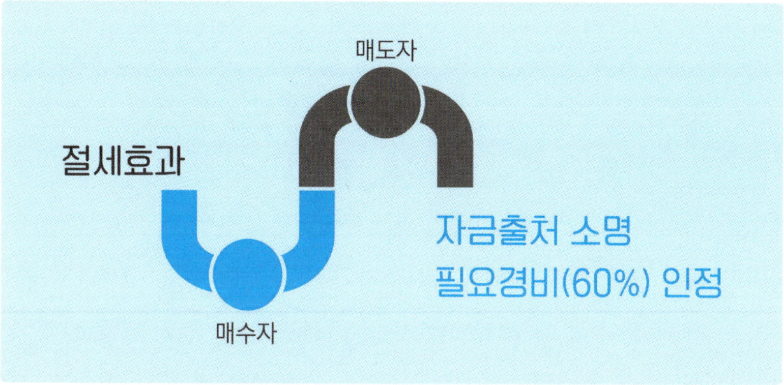

06

권리금의 법적 보호

2015년 상가임대차보호법이 개정되면서 임차인은 계약이 끝나기 전 새로운 세입자를 찾아 권리금을 받을 권리가 있다. 그리고 건물주는 특별한 사유 없이 이 새로운 세입자와의 계약을 방해할 수 없다. 건물주가 정당한 이유 없이 이를 거부한다면, 임차인은 권리금 손해배상을 청구할 수 있다. 이러한 권리금 회수 조항은 환산보증금 액수와 관계없이 모든 상가 임차인에게 적용된다.

임차인이 권리금을 보호받기 위한 요건

우선 임차인은 **임대차계약 종료 6개월 전부터 종료일까지** 사이에 스스로 새로운 임차인을 구해 임대인에게 '이 사람과 다음 임대차계약을 체결해달라'라며 주선행위를 해야 한다. 위 주선 기간 내에 주선행위를 하지 않으면 권리금을 보호받기 어려울 수 있다. 또한 주선행위 당시 임차인은 자신이 알고 있는 신규임차인에 대한 정보를 임대인에게 충분히 제공해 주어야 한다.

이러한 내용에 대해서는 건물주와의 대화를 녹취해 둔다든지, 새로운 임차인과의 권리금계약서가 있으면 이 부분을 확보해 둔다든지, 문자나 SNS 등의 증거자료도 준비를 해두어야 한다.

건물주의 권리금 방해행위

① 건물주 자신이 권리금을 직접 받으려고 하거나

② 현 임차인에게 권리금 지급을 못 하게 방해하거나

③ 보증금이나 임대료를 터무니없이 인상하거나

④ 정당한 사유 없이 계약 거절

신규임차인과의 임대차계약을 거절할 수 있는 정당한 사유로는

① 보증금 또는 차임을 지급할 자력이 없는 경우

② 임차인의 의무를 위반할 우려가 있는 경우

③ 상가건물을 1년 6개월 이상 영리 목적으로 사용하지 아니한 경우

④ 임대인이 선택한 신규임차인이 임차인과 권리금 계약을 체결하고 지급한 경우

⑤ **3기 차임액 연체**

⑥ 거짓 부정한 방법으로 임차

⑦ 합의하여 보상제공을 제공한 경우

⑧ 임대인 동의 없이 전대

⑨ 임차인이 건물을 고의 또는 중과실로 파손

⑩ 건물이 멸실이 되어 못쓰게 되는 경우

⑪ 철거나 재건축의 경우 - 계약 전 사전통지, 안전사고 우려, 법에 따른 철거나 재건축

손해배상청구

만약 임대인이 신규임차인과의 임대차계약 체결을 정당한 이유 없이 거부하여 권리금을 회수하지 못하였다면 계약만료 후 3년 이내에 건물주를 상대로 손해배상을 청구할 수 있다. **임차인의 손해액은 자신이 주선한 신규임차인으로부터 받기로 한 권리금의 액수와 소송 중에 감정 절차를 통해 확인된 권리금의 액수 중 낮은 금액으로 결정된다.**

기타 사례

1. 권리금 없이 들어간 경우에도 나올 때 권리금보호를 받을 수 있느냐 여부

권리금이라는 것을 새로운 약국 자리에서 노하우 등을 통해서 새로운 약국 상권을 형성시킨 공로에 대한 대가이기 때문에 권리금에 대한 보호를 받을 수 있다.

2. 계약서에 '권리금은 인정하지 않는다'라는 권리금 포기조항이 있는 경우에 권리금을 받을 수 없느냐 여부

상가임대차보호법은 강행규정이기 때문에 임차인에게 불리하게 약정한 계약조항은 그 계약조항이 무효가 되기 때문에 권리금보호를 받을 수 있다.

3. 계약갱신 기간이 끝나도 권리금보호가 되느냐 여부

대법원판결에서 권리금보호는 임차인의 자산 보호를 위한 제도이기 때문에 임대차 기간과 무관하게 보호해 줘야 한다고 하여 계약갱신 기간이 끝나도 권리금을 주장할 수 있다.(대법원 2017다225312)

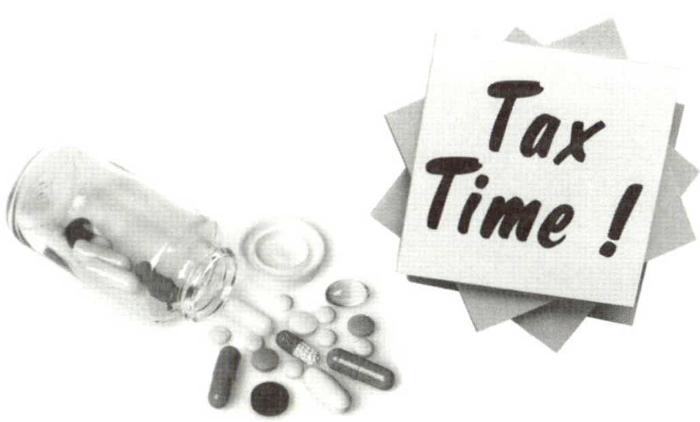

PART 7

약국의 세무조사

01

정기세무조사와 비정기세무조사

세무조사란 세무를 담당하는 공무원이 국세에 관련한 조사를 위해 서류와 장부 등을 꼼꼼하게 조사하는 것을 말한다. 이 과정을 통해 신고 대상자의 과세표준과 세액을 검토하고 제대로 신고했는지를 검증하는데, 이는 모든 납세자가 세금을 성실하게 신고하지 않으면 세무조사를 통해 점검한다는 사실을 숙지하도록 장려하는 목적을 가지고 있다.

세무조사는 크게 정기적으로 조사대상을 선별하여 실시하는 '정기조사'와 수시로 실시하는 '비정기조사'로 나눈다. 정기조사란 신고된 내용을 검증하는 조사이며, 비정기조사는 최근 자주 실시되는 부동산투기나 고소득자에 의한 탈세 등 공평과세 및 세법질서 확립 차원에서 실시하는 조사를 말한다.

정기조사의 선정 방법

정기조사는 국세기본법 제81조의6 제2항에 따라 실시되는 조사를 말한다.

국세기본법 제81조의6 제2항

① 국세청장이 납세자의 신고 내용에 대하여 정기적으로 성실도를 분석한 결과 불성실 혐의가 있다고 인정하는 경우

② 최근 4과세기간 이상의 같은 세목의 세무조사를 받지 아니한 납세자(장기 미조사자에 대한 세무조사)에 대하여 업종, 규모, 경제력 집중 등을 고려하여 신고 내용이 적정한지를 검증할 필요가 있는 경우

③ 무작위 추출방식으로 표본조사

즉, 국세청에서 신고성실도를 평가하고, 불성실한 혐의가 있을 경우 세무조사 대상을 선정한다. '성실도 분석에 의한 선정'은 성실도분석표에 의해 성실도 하위순으로 선정을 한다. 업종별·그룹별·규모별로 선정비율을 부여해 객관적 기준으로 조사대상자를 선정한다.

또한 4년 동안 한 번도 세무조사를 받지 않은 경우 세무조사 대상으로 선정될 수 있다.

'무작위 추출에 의한 선정'은 일정규모 이상의 납세자를 대상으로 추출해 선정하는 방식이다. 컴퓨터에 의한 난수 방식을 적용해서 선정대상 인원의 3배수를 추출하고, 난수가 큰 순서대로 제외 기준 해당 여부 등을 검토해 선정한다.

비정기조사의 선정 방법

비정기조사는 국세기본법 제81조의6 제3항에 따라 실시되는 조사를 말한다.

국세기본법 제81조의6 제3항

① 납세자가 세법에서 정하는 신고, 성실신고확인서의 제출, 세금계산서 또는 계산서의 작성·교부·제출, 지급명세서의 작성·제출 등의 납세협력의무를 이행하지 아니한 경우
② 무자료거래, 위장·가공거래 등 거래 내용이 사실과 다른 혐의가 있는 경우
③ 납세자에 대한 구체적인 탈세 제보가 있는 경우
④ 신고 내용에 탈루나 오류의 혐의를 인정할 만한 명백한 자료가 있는 경우
⑤ 납세자가 세무공무원에게 직무와 관련하여 금품을 제공하거나 금품제공을 알선한 경우

즉, 비정기조사의 경우 신고 및 성실신고확인서 및 납세협력의무 미이행자, 무자료거래 및 위장가공거래자, 구체적인 탈세제보가 있는 경우, 신고 내용에 탈루나 오류의 혐의를 인정할 만한 명백한 자료가 있는 경우에 실시된다고 할 수 있다.

정기조사와 비정기조사의 기타 차이

정기조사는 세무조사 15일 전에 사전통지를 한다. 보통 조사대상기간은 1년을 기본으로 하며, 2개년도나 3개년도를 실시하는 경우도 있다. 조사기간은 1개월 전후로 실시하며, 약식 조사의 경우는 1개월 미만의 기간으로 진행하기도 한다.

비정기조사는 사전통지없이 조사 착수 당일에 세무조사통지서를 들고 와서 바로 조사에 착수하게 된다. 조사대상기간은 보통 3년에서 5년의 신고기간에 대하여 조사를 실시하며, 정기조사에 비하여 2 내지 4주 정도로 추가 소요되어 1개월 이상 조사를 실시하는 경우가 많다.

사전통지를 받게 되면 최소한 세무대리인 선임, 조사대상기간에 해당하는 내용의 검토와 조사준비를 할 수 있는 시간이 있으나, 세무조사 착수 당일 세무조사통지서를 받게 되면 준비할 시간도 없이 바로 조사에 응대해야 하기 때문에 어려운 상황에 직면하게 된다.

구분	사전통지여부	조사시작	조사대상기간	조사기간
정기조사	○	20일 후	보통 1년	1개월 전후
비정기조사	×	당일	3~5년	1개월 이상

02

국세청의 세원관리

국세청은 세원관리를 위해 전산화된 시스템을 이용한다. 이러한 국세청의 전산 세무 관리시스템을 살펴보면 다음과 같다.

국세통합시스템 TIS(Tax Integrated System)

국세청 업무의 기본은 바로 전산시스템이라고 할 수 있다. 개인이나 법인이 과거 어떤 내용의 세금신고를 했는지, 성실하게 했는지 아니면 세무조사를 받아야 할 상황이 됐는지를 수작업으로 일일이 관리하는 것은 사실상 불가능하다.

TIS 시스템은 1997년에 처음 도입되었고, 2015년 대규모의 투자를 통해서 사업자번호나 개인 주민등록번호만 입력하면 납세자의 소득과 재산 명세를 모두 한눈에 확인이 가능하게 되었다.

개인의 소득, 재산에 대한 자료 검색이 모두 가능하다. 소득 관련된 자료로서 개인의 급여나 이자소득 원천징수, 약국 등에 대한 종합소득세 신고내역 이외에도 신용카드매출전표 발행내역, 현금영수증 결제내역, 세금계산서 발행내역 등에 관한 내용도 언제든지 검색이 가능하다.

또한 특정인의 부동산 취득이나 보유 또는 매각 등의 현황을 개인별 또는 세대별로 확인할 수 있다. 개인의 사치성 재산의 보유 여부도 모두 확인이 가능하고 주식의 취득이나 변동현황, 외국환매각, 해외송금 등의 내역까지 모두 확인할 수 있다.

소득-지출 분석시스템 PCI(Property, Consumption and Income Analysis System)

소득-지출 분석시스템은 국세청이 보유하고 있는 과세자료를 통해 납세자가 신고한 재산증가(Property), 소비(Consumption), 소득(Income)을 분석하는 시스템이다.

TIS를 통해 확보한 과세자료가 있기 때문에 이를 분석해서 지능적 탈세를 찾아내는 시스템이라고 볼 수 있다. 보유자산과 수입에 비해 신규 자산 취득이나 소비가 많은 사람이 있다면, 수입을 적게 신고하고 그만큼 세금을 적게 냈다는 것을 알 수 있는 것이다.

호황업종의 성실한 세금신고를 유도하고, 고소득 자영업자 위주로 세원관리를 강화할 목적으로 마련된 시스템으로, 고액자산 취득 시 자금출처 관리 강화목적으로 미성년자와 같이 소득이 없거나 자산취득의 능력이 부족한 사람이 고가의 부동산을 취득할 경우 자금출처 조사 자료로 활용되기도 한다.

또한 매년 업종 평균 소득률과 납세자의 과거 소득률이 모두 시스템에 있기 때문에 정당한 사유 없이 매출에 비해 소득이 갑자기 적어졌다면 탈세를 의심할 수 있다.

금융정보분석원 FIU(Financial Intelligence Unit)

금융정보분석원이란, 금융기관을 이용한 범죄자금의 자금세탁 행위와 외화의 불법유출을 막기 위해 2001년 11월 설립된 금융위원회 산하 기관이다.

범죄자금의 자금세탁 행위와 외화의 불법유출을 방지함으로써, 범죄행위 예방과 건전하고 투명한 금융거래질서를 확립하는 것을 목표로 하고 있다.

이에 따라 우리나라에서는 현금으로 원화 1,000만 원, 외화 5,000달러 이상을 송금할 때 은행이 의무적으로 거래 사실을 FIU에 통보하고 있다. 떳떳한 금융거래는 거액의 송금이라도 문제가 없지만, 그렇지 않을 경우 FIU의 샘플조사를 통해 조사를 받게 된다. 국세청에서는 FIU로부터 의심거래정보(STR)와 고액현금거래정보(CTR)를 받아 세무조사 자료로 활용한다.

FIU의 가장 중요한 임무는 금융회사의 다양한 의심거래 보고를 자체 분석하는 일이다.

1. CTR(Currency Transaction Report System): 고액현금 거래보고제도

1,000민 원 이상 현금거래에 대해 보고하는 제도로서 동일인 명의의 1일 합산한 금액이 1,000만 원 이상일 경우 보고되며, 100만 원 이하 금액이거나, 공과금 수납 지출을 위한 금액은 제외된다.

1일 거래 동안 1,000만 원 이상의 현금을 입금하거나 출금한 경우 거래자의 신원과 거래일시, 거래금액 등 객관적 사실을 전산으로 금융정보분석원에 자동으로 보고되고 있다.

2. STR(Suspicious Transaction Report): 의심거래보고제도

금융회사가 금융거래와 관련하여 수수한 재산이 불법재산이라고 의심되거나, 금융거래 상대방이 자금세탁 행위를 하고 있다고 의심되는 경우에 보고하는 제도인데, 2013년부터 의심거래보고 금액기준이 삭제되어 금액과 상관없이 의심되는 경우 지체 없이 의무적으로 금융정보분석원에 보고하게 되어 있다.

03

약국의 신고비율과 세무조사

약국의 세무신고에 대한 성실도 등을 분석하여 세무조사를 하는 경우 분석기준이 다양하다. 과세관청은 납세자가 신고한 자료로 수년간의 동종업종별 신고내역을 보유하고 있다. 일반적으로 동종업종 사업자들의 매출이나 매입을 종합하여 그 사업장의 평균값을 구하여 이 평균값보다 현저하게 낮게 세금신고가 되는 경우 불성실신고로 의심을 받게 된다.

세무서에서 가장 많이 사용하는 분석비율은 ① 부가율, ② 소득률, ③ 적격증빙 비율, ④ 매출대비 재고자산 보유비율이 가장 많이 사용되고 있다.

과거에는 부가율과 소득률이 분석의 중요한 수단이었는데, 최근에는 적격증빙 비율의 분석 중요성이 점점 커지고 있다.

약국의 부가율

부가율이란 약국에서 일반약이나 건강기능식품 등을 판매하면서 경제적 가치 창조를 얼마나 했는지를 한눈에 볼 수 있는 비율이라고 할 수 있다. 약품을 팔았을 때의 매출과 매출에서 약품 구매비를 공제하고 난 후 매출과의 비율을 말한다.

즉, 부가율은 "(일반약 매출액－일반약 매입액)/일반약 매출액"으로 산출한다. 일시적인 약국 건물매입 등의 고정자산 매출과 매입 관련된 금액은 부가율 산정에서 제외된다. 납세자가 부가율을 계속해서 업종별 평균 부가율보다 지나치게 낮게 신고하면 부가가치세 불성실신고 대상자로 선정될 가능성이 크다.

일반적으로 부가율이 낮은 이유는 다음과 같다.

1. 매출 누락

부가율이 다른 약국의 부가율보다 현저히 낮다면 매출 누락이 있을 확률이 있다는 것이다. 여기에 신용카드 사용 비율이 평균 미만이면 현금매출의 누락이 있다고 추정한다.

현재 약국의 신용카드 사용 대비 현금신고 비율은 세무서의 자료에 따르면 10.5% 정도의 전국 평균 비율로 나타나고 있다. 즉, 일반약 매출 신고에 있어서 신용카드 대비 현금매출비율이 10% 정도라는 것이다. 이는 대도시의 경우에는 더 낮을 것이고 시골의 경우는 더 높다. 따라서 부가가치세 신고 시에 절대적인 기준치가 될 수는 없지만, 현금신고 비율이 낮은 약국의 경우 부가율 역시 낮지 않은지를 검토하여야 한다.

부가율도 낮고 현금신고비율이 낮은 경우에는 부가가치세 신고의 성실도를 의심받을 수 있기 때문이다.

2. 매입 과대

만약 매출이 정상이라고 가정한다면 다른 약국에 비하여 상대적으로 매입액이 상당히 크다는 것을 의미하는 것이고, 이는 가사경비나 가공매입액이 있을 것으로 추정한다.

약국의 경우 위의 두 가지 사유 중에서 대부분 과세관청에서 매입과다로 보기보다는 매출 누락을 의심한다. 약국의 부가가치세 신고비율이 낮은 경우 20%에서 높은 경우 그 이상의 비율까지 다양하게 나타나지만, 최근 신용카드의 사용 증가로 인하여 매출이 그대로 노출되는 약국이 대부분이다. 따라서 약국의 신고 부가율은 카드사용비율이 매년 증가함으로 인하여 점점 더 높아지는 추세라고 할 수 있다.

약국의 소득률

신고소득률이 높다는 것은 세금을 많이 납부한다는 것을 의미한다. 따라서 국세청에서 신고소득률이 높다는 것은 그만큼 신고성실도가 높다고 추정을 한다. 소득률은 매출액에서 필요경비를 공제한 소득금액을 매출액으로 나눈 것이다. 매출액에 (1－경비율)을 곱하면 소득액이 산출되므로 소득률은 (1－경비율)로 유추 적용할 수 있다. 즉, 소득률은 매출과 비교하여 소득세를 얼마나 납부하는지를 추정하는 비율이라고 할 수 있다.

소득률 역시 부가가치세와 마찬가지로 과세관청에서 보유하고 있는 업종별 소득률 자료를 통해 납세자의 법인세 및 소득세 신고성실도를 판단할 수 있는 지표이다.

소득률이 일정 수준을 넘지 않으면 관할 세무서에서 성실신고에 대한 사전안내문이 발송되기도 한다. 국세청에서는 매년 연초가 되면 업종별 표준소득률 자료를 발표한다. 이러한 자료집에 약국은 16.5%의 소득률이 기준 소득률로 제시되고 있다.

하지만 문전약국이나 고가의 약을 처방하는 병·의원 옆의 약국의 경우는 16.5%의 소득률보다 훨씬 낮은 소득률을 가지고 있는 경우도 매우 많다. 이러한 문전약국이나 고가의 약을 판매하는 약국은 애초에 소득률이 낮을 수밖에 없다. 이런 경우 일부러 소득률을 높여 신고할 것이 아니라 세무조사나 소명을 받을 때 문제가 없도록 부가율이나 적격증빙 비율에 더욱 유의하여 신고를 하여야 한다.

기본적으로 소득률이 낮은 문전약국 등의 경우에는 소득률을 높인다는 것은 실제 약국의 이익보다 더 많은 세금을 납부한다는 의미와 같다. 문전약국 등의 경우 매출이 높아서 조금만 소득률을 높여도 엄청난 추가적인 세금을 납부해야 한다. 소득률을 조금 높인다고 표시도 나지 않는다. 따라서 이러한 약국은 ① 실제의 소득률을 기준으로 신고를 하되, ② 언제든지 세무서의 소명이나 세무조사의 대상이 될 수 있으므로 일반약 매출 누락이나 가공경비, 가사경비 등으로 인한 세무 누락이나 오류에 더욱 유의하여야 한다.

이렇게 소득률을 낮게 신고하는 경우에는 추가적으로 다음 분석을 실시한다.

매출대비 의약품원가비율, 매출대비 인건비비율, 매출대비 임차료비율, 정규증빙수취비율, 사업용 계좌 입출금 거래내역, 특수관계자(가족이나 직원 등)의 인건비나 거래내역, 의약품 매입처의 분석, 매출대비 접대비, 복리후생비의 비율 등을 통해 불성실도가 높다고 판단되어지면 세무조사 대상으로 선정한다.

따라서 약국의 현실에서 소득률 신고를 세무서의 표준소득률보다 낮게 신고하는 경우에는 상대적으로 나머지 부분에서는 신고투명도를 높여야 ① 세무조사 선정에서 제외될 가능성이 높을 뿐만 아니라, ② 세무조사 과정에서도 거액의 추징을 당하지 않게 되기 때문에 소득률을 낮게 신고하는 경우에는 더욱 유의하여야 한다.

적격증빙 비율

약국에서 소득세 신고 시에 신고한 전체 경비 중에서 적격증빙인 세금계산서와 계산서 그리고 카드 매입분이 약국지출에서 차지하는 비율, 즉 적격증빙 비율을 검토하고, 인건비로 신고된 금액을 포함하여 전체 매입과 비교하여 분석한다.

또한, 적격증빙이 아닌 금액이 포함된 금액도 분석하여 약국의 세무성실도를 추정하기도 한다. 즉, 약국에서 적격증빙이란 세금계산서, 계산서, 신용카드(체크카드), 현금영수증, 원천징수(인건비)영수증에 의한 경비지출 증빙을 의미한다.

임의경비나 가공경비가 포함되는 경우, 이러한 적격증빙의 금액이 될 수 없으므로 적격증빙 비율은 낮게 나올 수밖에 없다.

적격에 해당하는 증빙 비율이 낮으면, 가공경비나 가사경비를 더 많이 사용한 것으로 보아 세무서의 소명이나 세무조사의 대상으로 선정될 수 있는 것이다.

이러한 적격증빙의 비율이 낮은 경우에는 지출이 적정한지 조사를 통하여 세무추징을 한다. 예를 들어 휴일에 지출한 비용, 백화점에서 사용한 비용, 골프장에서 지출된 비용, 약국사업장과 멀리 떨어진 곳에서 지출된 비용, 약국장의 주소지에서 지출된 비용은 약국에서 실제 사용하였다 주장하더라도 사용내역과 관계없이 대체적으로 부인하는 경우가 대부분이다.

매출과 매입대비 재고자산 비율

약국의 재고 조사를 통하여 정기적으로 산정하는 경우를 제외하고는 약국의 재고자산을 정확히 산정하는 것은 매우 어렵다. 약 종류가 수천 가지에 달하고 재고 조사를 하지 않는 경우 재고금액은 약사인 약국장도 정확한 금액을 알 수가 없다.

하지만 약국의 재고수준이 어느 정도인지 간접적으로 추정할 수는 있다. 즉, 매출이나 매입을 보면 재고자산이 어느 정도인지를 간접적으로 추정할 수 있기 때문이다.

재고자산은 실제로 약국에는 많이 있지만 세무신고 장부상의 금액이 터무니없이 적은 금액으로 신고가 되는 경우도 있고, 반대의 경우도 많이 발생한다. 약국에서는 회계사무실에 의뢰하여 신고하기 때문에 재고자산이 얼마로 신고가 되고 있는지에 관해 관심이 없는 경우도 많다. 하지만 회계사무실도 약국의 재고를 알지 못하기 때문에 약국에서 관심을 가져야 한다.

이렇게 재고자산을 터무니없는 금액으로 신고하게 되는 경우에는 언제든지 세무적으로 문제발생 소지를 가지고 있는 것이다.

매출이나 매입대비 재고자산이 지나치게 높거나 낮게 신고가 되는 경우에는 매출과소 신고로 추정되어 매출누락 등의 사유로 세무서의 소명이나 세무조사의 대상으로 선정될 수 있기 때문이다.

04

약국 세무조사에서 중점 조사사항

약국의 세무조사를 실시하는 경우, 국세청에서 살펴보는 사항은 크게 세 가지로 나누어 볼 수 있다.

① 수입금액의 누락 여부와 ② 비용의 과대계상, 그리고 ③ 특수관계자와의 거래내역의 정당성을 확인한다.

수입금액의 누락 여부 확인

① 조제료 매출의 신고가 적정한지를 건강보험공단의 자료와 비교하여 검증을 한다. 특히, 카드매출의 과세와 면세의 구분이 적정한지를 건강보험공단의 청구자료와 국세청에 신고한 조제카드매출내역을 비교하여 일반약 매출의 누락이 있는지 여부도 확인할 수 있다.

즉, 신고한 조제매출액에서 신고한 신용카드 조제매출내역을 차감하면 공단청구액을 추정하게 되는데, 이렇게 추정한 공단청구액이 실제 공단청구액과 차이가 나는 경우 일반약 매출 누락으로 볼 수 있다.

② 비보험의 누락 여부를 확인한다.

③ 사업용 계좌상의 입금액과 일반매출 현금 신고액을 분석하여 일반약 매출의 과소신고 여부를 검증하게 된다.

④ POS 매출내역이나 기타 약국에서 정리하는 일일장부를 확인하여 일반약 매출누락이나 건강기능식품의 매출누락 여부를 검증하게 된다.

⑤ 카드포인트의 누락 여부를 확인한다.

비용의 과대계상 여부 확인

① 의약품 매입에 허위나 가공의 세금계산서가 있는지 여부를 확인한다.

의약품의 입고내역이나 출고내역을 분석하고, 거래명세서와 세금계산서를 비교 분석하여 가공경비의 계상이 있는지 여부를 확인한다. 이를 통해 무자료 매입이 있는지 여부도 동시에 확인하게 된다.

② 매입할인의 적정성 여부를 확인한다.

③ 인건비의 적정성을 검증한다.

정규직 직원의 급여신고내역과 4대 보험 신고 금액의 일치 여부를 확인하고, 급여에 대한 통장이체내역을 확인하여 통장지급내역이 없는 직원에 대하여 가공의 직원이 아닌지 여부를 확인한다. 특히 친인척의 가공경비 여부를 점검하여 실제 근무하였는지를 입증하여야 한다.

④ 복리후생비의 검증

직원의 식대영수증, 회식대 영수증 중에서 약국장의 거주지에서의 사용금액과 약국과 지역상 거리에 있거나, 공휴일, 휴무일에 영수증 지출이나 카드사용내역이 있는 경우 가사관련경비로 추정하여 약국경비로 인정하지 않고 집중적으로 분석·조사를 하게 된다. 또한 직원의 기숙사로 경비를 처리하는 경우, 직원의 기숙사가 아닌 약국장의 거주지인지 여부를 검증한다.

⑤ 접대비의 검증

약국 근처 이외의 지역에서 사용한 경비와 사적인 골프장 관련 경비 등에 대하여 가사관련 지출 여부를 확인하게 된다.

⑥ 차량유지비의 검증

비업무용 승용차의 경비처리 여부와 업무관련 승용차의 한도이외 금액의 과다 경비처리 여부를 확인한다. 또한, 성실신고확인대상자의 경우 보험가입 여부도 점검한다.

⑦ 통신비와 수도광열비 및 세금과 공과

약국장의 집에서 사용하는 전력비나 통신비, 도시가스, 세금과 공과가 약국 경비에 포함되었는지를 점검하게 된다.

⑧ 보험료의 점검

업무와 관련없는 개인보험료가 경비에 처리되지 않았는지 여부와 소멸성이 아닌 저축성보험이 경비처리되지 않았는지 여부를 점검하게 된다.

⑨ 이자 비용

개인 주택의 구입이나 전세자금에 대한 자금과 같은 약국사업과 무관한 돈을 차입하여 발생한 이자를 경비에 계상하지 않았는지를 점검한다. 또한 실제 약국자금으로 차입한 차입금이라 할지라도 초과인출금에 해당하는 지급이자를 경비로 처리하지 않았는지에 대한 점검을 하게 된다.

특수관계자와의 거래내역의 정당성 여부 확인

배우자나 직계존속의 건물을 임차하여 약국을 운영하는 경우, 임차료의 적정성을 검증하게 된다.

포괄양수도 과정에서의 문제점 확인

약국을 양도·양수하는 시점에 양수받은 의약품과 시설장치 및 비품은 양도한 약국의 장부가액을 기준으로 그 금액의 적정성 여부가 1차적으로 판단될 수 있다. 양도한 약국의 장부가액에는 없는 금액이 있거나, 양도한 약국의 장부가액보다 큰 금액이나 적은 금액으로 양수받은 경우에는 그 금액의 적정성 여부를 점검받을 수 있다.

의약품 재고가 대표적이다. 양도한 약국에 실제로 존재하는 의약품이지만 장부가액에는 없는 의약품을 양수한 경우를 말한다. 반대의 경우에도 역시 마찬가지이다.

또한 양도·양수 시점에 발생하는 권리금의 수수여부도 점검받을 수 있다. 기존에 잘 나가던 약국을 인수하면서 권리금을 수수하지 않았다고 하면 이 또한 정상적인 거래가 아닌 것으로 보아 무상증여로 보아 과세를 하거나, 사업용 계좌 등의 금융거래 분석을 통해 권리금 신고에 대한 적정성을 점검받을 수 있다.

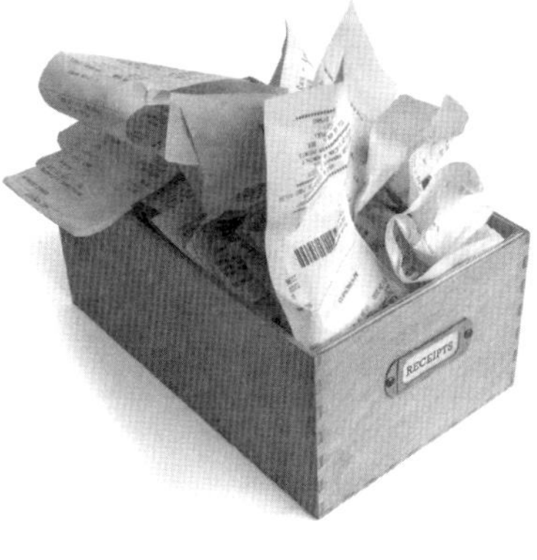

05

억울한 세무조사 구제절차

약국이 세무조사를 받게 되어 세무조사가 종결되는 시점에 과세예고통지서 혹은 납세고지서를 발부받게 된다. 그런데 이러한 세무조사 결과에 대하여 수긍할 수 없거나 납득이 되지 않는 경우에 어떻게 대응할 수 있는지, 대응절차는 어떤 것이 있는지 살펴보자.

조사종결 후 고지서 발급 전(사전권리구제제도)

세무조사가 종결되면 정식고지서가 발부되기 전에 세무조사에 대한 결과통지서를 세무서로부터 받게 된다. 이렇게 세무조사 결과통지서를 받으면 '과세전적부심사청구'를 할 수 있다.

이는 억울한 세금이 고지되기 전에 사전예방 차원에서 과세의 타당성을 주장하기 위해서 과세예고통지서를 받았을 때 통지를 받은 날로부터 30일 이내에 관할 세무서에 신청하여야 한다.

고지서를 발부받은 이후(사후권리구제제도)

1. 고지서를 발부받은 날로부터 90일 이내

고지서를 받은 경우 해당처분이 위법하거나 부당하다 여겨지는 경우에는 고지서를 받은 날로부터 90일 이내에 이의신청이나 심사청구, 조세심판원 심판청구를 거쳐 행정소송 등의 불복절차를 진행할 수 있다.

① 이의신청

고지서의 내용에 대해 이의가 있는 경우 고지서를 받은 날부터 90일 이내에 고지한 세무서(또는 관할 지방국세청)의 납세자보호담당관실로 신청서를 제출하고, 관할 세무서의 결정내용은 접수 후 30일 이내에 통지를 받게 된다.

② 심사·심판청구

심사청구는 국세청장에게, 심판청구는 조세심판원장(국무총리실 소속)에게 이의를 제기하는 절차를 말하며, 고지서 내용에 대해 이의가 있는 경우 위의 이의신청 절차를 거치지 않고도 바로 심사·심판청구를 할 수 있으며, 이의신청 결과에 대해 이의가 있는 경우에도 신청할 수 있다. 물론 동일한 처분에 대하여 심사청구와 심판청구를 중복하여 제기할 수는 없다.

고지서를 받거나 이의신청 결정통지를 받은 날부터 90일 이내에 고지한 세무서의 납세자보호담당관 또는 조세심판원장에게 청구서를 제출하고, 이에 대한 결정내용은 접수 후 90일 이내에 통지를 받을 수 있다.

③ 감사원 심사청구

감사원 심사청구는 이의신청, 심사청구, 심판청구를 활용하지 않는 경우 신청할 수 있으며, 감사원장에게 이의를 제기하는 절차를 말한다.

고지서를 받은 날부터 90일 이내에 감사원에 청구서를 제출하고, 이에 대한 결정내용은 접수 후 3개월 이내에 통지를 받을 수 있다.

④ 행정소송

심사·심판청구 또는 감사원 심사청구 결정에 이의가 있는 경우 법원의 판단을 구하는 절차를 말한다.

행정소송은 심사청구, 심판청구 또는 감사원 심사청구 중 하나를 반드시 거쳐야만 제기가능하고 심사·심판청구 또는 감사원 심사청구의 결정통지를 받은 날부터 90일 이내에 행정법원에 소송을 제기할 수 있다.

2. 고지서를 발부받은 날로부터 90일이 지난 경우

위와 같이 이의신청이나 심사청구, 심판청구를 하기 위해서는 반드시 신청이나 청구의 기일(90일 이내)을 어기게 되는 심리 없이 '각하'가 되기 때문에 유의하여야 한다. 만약, 이를 어기게 되는 경우에는 이의신청이나 심사·심판청구를 할 수 없기 때문에 고충처리제도를 활용할 수 있다.

Profile

공인회계사
임현수

서강대학교 경영학과를 졸업하고 공인회계사에 합격하여 이촌회계법인 이사로 있으면서 최초로 업종별 특화프로그램인 약국세무전문회계프로그램 '팜택스'를 개발하였다. 이후 전남약사회, 경기도약사회, 대한약사회 자문세무사를 역임하였고, 각종 약사학술대회나 약사연수교육에서 300회 이상의 약국세무 강연과 칼럼을 통해 약국세무경영에 도움을 주고 있다. 또한 2016년 이후 매년 수백명이 참석하는 '팜택스개국세미나'를 개최하여 개국을 희망하는 약사들에게 약국개국에 필요한 사항들을 지원하고 있다.